Informazioni sul Libro

Una diagnosi di malattia della valvola cardiaca può farti sentire preoccupato e incerto riguardo al futuro. Come paziente, probabilmente hai molte domande su ciò che sta accadendo nel tuo cuore e sulle tue opzioni. In questo libro, la scrittrice e infermiera Isabella White utilizza i suoi 15 anni di esperienza di lavoro con pazienti affetti da valvole cardiache per fornire informazioni chiare e di supporto per guidarti in questo momento difficile.

Isabella spiega in termini semplici le nozioni di base su come funzionano le valvole cardiache, i tipi di problemi valvolari e la gamma di sintomi che possono causare. Descrive i trattamenti chirurgici e meno invasivi disponibili e offre consigli concreti sulla scelta dell'approccio giusto per la tua situazione specifica. Isabella fornisce consigli pratici su come prepararsi per un intervento chirurgico, gestire il disagio durante il recupero, tornare in sicurezza alle normali attività, adottare uno stile di vita sano e controllare la salute del cuore.

Isabella comprende l'impatto emotivo che la malattia della valvola cardiaca può avere. Condivide suggerimenti su come costruire una rete di supporto, stabilire obiettivi realistici e mantenere uno stato d'animo ottimista: tutti ingredienti chiave per la guarigione.

Supponiamo che a te o a una persona cara sia stato diagnosticato un problema alla valvola cardiaca. Questo libro fornisce la conoscenza, gli approfondimenti e l'incoraggiamento per recuperare, invertire i danni e recuperare la salute.

Inversione della Malattia della Valvola Cardiaca

La guida completa per comprendere i problemi cardiovascolari, trovare le migliori opzioni di trattamento e recuperare la propria salute

| Cose che devi sapere |

Isabella White

Copyright © 2024 di Isabella White

Disclaimer: Le informazioni fornite in questo libro non sono state valutate dalla FDA e non sono destinate a diagnosticare, trattare, curare o prevenire alcuna malattia o condizione di salute. Il contenuto è solo a scopo informativo ed educativo. Non è inteso come sostituto del consiglio medico del proprio medico o di altro professionista medico. Si prega di consultare un operatore sanitario qualificato per qualsiasi problema di salute. L'autore e l'editore declinano ogni responsabilità per eventuali effetti negativi derivanti dall'applicazione delle informazioni qui fornite.

Sommario

Capitolo 4

La vita dopo l'intervento chirurgico alla valvola cardiaca

Capitolo 5

Migliorare la tua salute cardiovascolare

Capitolo 6

Vivere bene con la malattia della valvola cardiaca

Introduzione

Se ti è stata diagnosticata una malattia della valvola cardiaca, è comprensibile essere preoccupato e avere molte domande. Cosa c'è esattamente che non va nel tuo cuore? Cosa comporterà il trattamento? Riuscirai a tornare a una vita normale? Questo libro è stato scritto per fornire risposte e informazioni chiare e pratiche durante questo periodo difficile.

Come scrittore medico e infermiere con 15 anni di esperienza lavorando direttamente con pazienti affetti da valvole cardiache, ho visto in prima persona l'impatto fisico ed emotivo che questa diagnosi può avere. Il mio obiettivo è aiutarti a educarti e darti la possibilità di partecipare attivamente alle tue cure. La conoscenza è potere quando si tratta di gestire la salute del cuore.

Nei capitoli seguenti spiegherò come funzionano le valvole cardiache sane, i tipi di malattie valvolari e i sintomi che possono causare. Descrivo le opzioni di trattamento in termini semplici, inclusi farmaci, interventi chirurgici e procedure meno invasive.

Imparerai suggerimenti pratici su come prepararti per qualsiasi procedura, stabilire aspettative ragionevoli per il recupero, attenersi ai cambiamenti dello stile di vita e prendere il controllo della tua salute cardiovascolare. Offro anche suggerimenti per affrontare il lato emotivo di questa diagnosi, come creare una rete di supporto, gestire lo stress e mantenere la motivazione.

È possibile invertire il danno, recuperare completamente e riprendersi la vita dopo una diagnosi di valvola cardiaca. Le informazioni contenute in questo libro contribuiranno a rendere il tuo viaggio una storia di guarigione, salute e nuovi inizi.

Capitolo 1

Comprendere la malattia della valvola cardiaca

Anatomia e funzione delle valvole cardiache

Il cuore è un organo muscolare che pompa il sangue in tutto il corpo. Il sangue trasporta ossigeno e sostanze nutritive alle cellule e ai tessuti, rimuovendo l'anidride carbonica e i prodotti di scarto. Il cuore ha quattro valvole che agiscono come porte per garantire che il sangue scorra nella giusta direzione e pressione. Queste valvole sono:

- La valvola tricuspide, che separa l'atrio destro (camera superiore) e il ventricolo destro (camera inferiore) del cuore.

- La valvola polmonare, che separa il ventricolo destro, e l'arteria polmonare, che trasporta il sangue ai polmoni.
- La valvola mitrale, che separa l'atrio sinistro e il ventricolo sinistro del cuore.
- La valvola aortica, che separa il ventricolo sinistro, e l'aorta, che trasporta il sangue al resto del corpo.

Ciascuna valvola ha due o tre lembi di tessuto, chiamati lembi o cuspidi, che si aprono e si chiudono per consentire il passaggio del sangue. Le valvole sono attaccate alla parete interna del cuore da sottili cordoni di tessuto chiamati corde tendinee, che impediscono alle valvole di ribaltarsi. Le valvole sono inoltre supportate da muscoli nella parete cardiaca, chiamati muscoli papillari, che si contraggono e si rilassano per aiutare le valvole ad aprirsi e chiudersi.

Le valvole lavorano in coordinazione con la contrazione e il rilassamento delle camere cardiache. Quando gli atri si contraggono, spingono il sangue nei ventricoli attraverso le valvole tricuspide e mitrale. Quando i ventricoli si contraggono, spingono il sangue nell'arteria polmonare e nell'aorta attraverso le valvole polmonare e aortica. Quando le camere si rilassano, le valvole si chiudono per impedire al sangue di rifluire nel cuore.

L'apertura e la chiusura delle valvole producono il suono del battito cardiaco, che può essere ascoltato con uno stetoscopio. Il primo tono cardiaco (S1) è causato dalla chiusura delle valvole tricuspide e mitrale all'inizio della contrazione ventricolare. Il secondo tono cardiaco (S2) è causato dalla chiusura delle valvole polmonare e aortica al termine della contrazione ventricolare. A volte è possibile udire un terzo (S3) o un quarto (S4) tono cardiaco, il che può indicare una funzionalità cardiaca anormale.

La normale funzione delle valvole cardiache è essenziale per mantenere un flusso sanguigno e una pressione adeguati in tutto il corpo. Se le valvole si danneggiano o si ammalano, potrebbero non aprirsi o chiudersi correttamente, causando perdite o reflussi di sangue. Ciò può ridurre la quantità di sangue che raggiunge gli organi e i tessuti e aumentare il carico di lavoro del cuore. Alcune cause e tipi comuni di malattia della valvola cardiaca sono:

- Difetti cardiaci congeniti, presenti alla nascita e che influenzano la struttura o lo sviluppo delle valvole cardiache.
- Febbre reumatica, che è una condizione infiammatoria che può derivare da mal di gola non trattato e danneggiare le valvole cardiache.
- L'endocardite infettiva, che è un'infezione del rivestimento interno del cuore o delle valvole cardiache, è solitamente causata da batteri o funghi.
- Malattia valvolare degenerativa, ovvero l'usura delle valvole cardiache dovuta all'invecchiamento o ad altri fattori.
- Stenosi aortica calcifica, che è il restringimento della valvola aortica dovuto a depositi di calcio sui lembi.
- Prolasso della valvola mitrale, che è il rigonfiamento di uno o entrambi i lembi della valvola mitrale nell'atrio sinistro durante la contrazione ventricolare.
- Rigurgito della valvola mitrale, che è la perdita di sangue dal ventricolo sinistro all'atrio sinistro attraverso la valvola mitrale.

- Rigurgito della valvola aortica, ovvero la perdita di sangue dall'aorta al ventricolo sinistro attraverso la valvola aortica.

La malattia della valvola cardiaca può causare vari sintomi, come dolore toracico, mancanza di respiro, affaticamento, vertigini, palpitazioni, gonfiore delle gambe o dell'addome e svenimento.

Tipi di problemi e malattie delle valvole

Problemi e malattie delle valvole cardiache influenzano la normale funzione di una o più delle quattro valvole cardiache: le valvole aortica, mitrale, polmonare e tricuspide. Queste valvole regolano il flusso e la direzione del sangue attraverso il cuore e verso il resto del corpo. Quando le valvole vengono danneggiate o malate, possono causare vari sintomi e complicazioni che possono influire sulla qualità della vita e persino mettere a rischio la vita.

Esistono due principali problemi e malattie delle valvole cardiache: stenosi e rigurgito. La stenosi è il restringimento o l'irrigidimento dell'apertura della valvola, che riduce la quantità di sangue che può fluire attraverso la valvola. Il rigurgito è la perdita o il riflusso di sangue attraverso la valvola, che impedisce alla valvola di chiudersi completamente. Sia la stenosi che il rigurgito possono far sì che il cuore lavori di più per pompare il sangue, il che può portare a insufficienza cardiaca, aritmie e altri problemi.

La stenosi e il rigurgito possono colpire una qualsiasi delle quattro valvole cardiache, ma alcune valvole sono più soggette a determinati problemi rispetto ad altre. I tipi più comuni di problemi e malattie delle valvole cardiache sono:

- **Stenosi aortica.** Questo è il restringimento della valvola aortica, che separa il ventricolo sinistro e l'aorta. La stenosi aortica può essere causata da disabilità congenite, come una valvola aortica bicuspide, o da alterazioni degenerative, come calcificazioni o cicatrici, dovute all'invecchiamento o ad altri fattori. La stenosi aortica può causare sintomi come dolore toracico, mancanza di respiro, affaticamento, vertigini e svenimento. La stenosi aortica può anche aumentare il rischio di ictus, infarto e morte cardiaca improvvisa.

- **Rigurgito aortico.** Questa è la fuoriuscita di sangue dall'aorta nel ventricolo sinistro attraverso la valvola aortica. Disabilità congenite, come una valvola aortica bicuspide, o condizioni acquisite, come endocardite infettiva, febbre reumatica, traumi o dissezione aortica, possono causare rigurgito aortico. Il rigurgito aortico può causare sintomi come palpitazioni, mancanza di respiro, gonfiore delle gambe o dell'addome e affaticamento. Il rigurgito aortico può anche portare a insufficienza cardiaca, aritmie ed endocardite.

- **Stenosi mitralica.** Questo è il restringimento della valvola mitrale, che separa l'atrio sinistro e il ventricolo sinistro. La stenosi mitralica è solitamente causata dalla febbre reumatica, che è una condizione infiammatoria che può derivare da mal di gola non trattato. La stenosi mitralica può causare sintomi come mancanza di respiro, tosse, affaticamento, gonfiore delle gambe o dell'addome e dolore toracico. La stenosi mitralica può anche aumentare il rischio di fibrillazione atriale, ictus, ipertensione polmonare e infezioni.

- **Rigurgito mitralico.** Questa è la fuoriuscita di sangue dal ventricolo sinistro nell'atrio sinistro attraverso la valvola mitrale. Disabilità congenite, come una valvola mitrale schisi, o condizioni acquisite, come il prolasso della valvola mitrale, l'endocardite infettiva, la febbre reumatica, la cardiomiopatia o la cardiopatia ischemica, possono causare rigurgito mitralico. Il rigurgito mitralico può causare sintomi come mancanza di respiro, affaticamento, palpitazioni e dolore toracico. Il rigurgito mitralico può anche portare a insufficienza cardiaca, aritmie ed endocardite.

- **Stenosi polmonare.** Questo è il restringimento della valvola polmonare, che separa il ventricolo destro e l'arteria polmonare. La stenosi polmonare è solitamente una disabilità congenita che colpisce lo sviluppo della valvola. La stenosi polmonare può causare cianosi (colore bluastro della pelle), mancanza di respiro, affaticamento e dolore toracico. La stenosi polmonare può anche influenzare la crescita e lo sviluppo del cuore e dei polmoni.

- **Rigurgito polmonare.** Questa è la fuoriuscita di sangue dall'arteria polmonare nel ventricolo destro attraverso la valvola polmonare. Il rigurgito polmonare è solitamente una complicazione dell'ipertensione polmonare, ovvero un'elevata pressione sanguigna nei polmoni. Il rigurgito polmonare può causare sintomi come mancanza di respiro, affaticamento, gonfiore delle gambe o dell'addome e dolore toracico. Il rigurgito polmonare può anche portare a insufficienza cardiaca destra e aritmie.

- **Stenosi tricuspide.** Ciò restringe la valvola tricuspide, che separa l'atrio destro e il ventricolo. La stenosi tricuspide è rara e solitamente è causata da febbre reumatica o endocardite infettiva. La stenosi della tricuspide può causare sintomi come affaticamento, gonfiore delle gambe o dell'addome e dolore addominale. La stenosi tricuspide può anche aumentare il rischio di fibrillazione atriale, infezioni e problemi al fegato.

- **Rigurgito tricuspide.** Questa è la fuoriuscita di sangue dal ventricolo destro nell'atrio destro attraverso la valvola tricuspide. Il rigurgito tricuspidale può essere causato da disabilità congenite, come l'anomalia di Ebstein, o da condizioni acquisite, come l'ipertensione polmonare, l'endocardite infettiva, la febbre reumatica o l'insufficienza cardiaca destra. Il rigurgito tricuspide può causare sintomi come affaticamento, gonfiore delle gambe o dell'addome e dolore addominale. Il rigurgito tricuspide può anche peggiorare i sintomi e le complicanze dell'ipertensione polmonare e dell'insufficienza cardiaca destra.

Sintomi e complicazioni

La malattia della valvola cardiaca può influire sulla qualità della vita e sulla salute delle persone. Possono verificarsi sintomi e complicazioni diversi a seconda del tipo e della gravità del problema alla valvola. Alcuni dei sintomi e delle complicanze più comuni della malattia della valvola cardiaca sono:

- **Fiato corto.** Questa è la sensazione di non riuscire a respirare abbastanza o in modo confortevole. Può verificarsi a riposo, durante l'attività fisica, oppure quando si è sdraiati o ci si piega. Può essere causato da un ridotto flusso di sangue ai polmoni, da un aumento della pressione o da un accumulo di liquidi nei polmoni a causa di un'insufficienza cardiaca.

- **Fatica.** Questa è la sensazione di essere stanchi, deboli o esauriti. Può verificarsi a causa della riduzione del flusso sanguigno nel corpo, dell'aumento del carico di lavoro del cuore o dell'anemia (basso numero di globuli rossi).

- **Dolore al petto.** Questa è la sensazione di disagio, pressione o compressione al petto. Può verificarsi a causa della riduzione del flusso sanguigno al muscolo cardiaco, dell'aumento della pressione nelle camere cardiache o dell'infiammazione del rivestimento del cuore. Il dolore toracico può essere un segno di angina (dolore toracico dovuto a malattia coronarica) o di infarto.

- **Vertigini.** Questa è la sensazione di essere storditi, deboli o instabili. Può verificarsi a causa della riduzione del flusso sanguigno al cervello, della bassa pressione sanguigna o del ritmo cardiaco anormale. Le vertigini possono portare a svenimenti (perdita di coscienza) o cadute.

- **Palpitazioni.** Questa è la sensazione di avere un battito cardiaco veloce, irregolare o saltato. Può verificarsi a causa di segnali elettrici anomali nel cuore, aumento della pressione nelle camere cardiache o perdita o restringimento della valvola. Le palpitazioni possono causare ansia, disagio o dolore al petto.

- **Rigonfiamento.** Si tratta dell'accumulo di liquidi nei tessuti, soprattutto nelle gambe, nei piedi o nell'addome. Può verificarsi a causa della riduzione del flusso sanguigno dal cuore, dell'aumento della pressione nelle vene o della ritenzione di liquidi dovuta a insufficienza cardiaca. Il gonfiore può causare dolore, disagio o difficoltà di movimento.

- **Colpo.** Si tratta di un'improvvisa interruzione del flusso sanguigno al cervello, che causa danni cerebrali. Può verificarsi a causa di un coagulo di sangue o di un vaso sanguinante nel cervello. L'ictus può essere causato da una malattia valvolare in diversi modi, tra cui:

  o Un coagulo di sangue può formarsi su una valvola danneggiata o infetta e viaggiare fino al cervello, bloccando un vaso sanguigno. Questo è chiamato ictus embolico.

  o Un coagulo di sangue può formarsi nel cuore a causa della fibrillazione atriale, un'aritmia comune associata alla malattia della valvola, e viaggiare fino al cervello, bloccando un vaso sanguigno. Questo è anche chiamato ictus embolico.

  o Una valvola ristretta o che perde può ridurre il flusso sanguigno e la pressione al cervello, causando una mancanza di ossigeno e sostanze nutritive. Questo è chiamato ictus ischemico.

- o Una valvola che perde può aumentare la pressione sanguigna nel cervello, provocando la rottura e il sanguinamento di un vaso sanguigno. Questo è chiamato ictus emorragico.

L'ictus può causare sintomi come debolezza improvvisa, intorpidimento o paralisi del viso, del braccio o della gamba, soprattutto su un lato del corpo; confusione improvvisa; difficoltà a parlare o comprendere; problemi di vista improvvisi; vertigini improvvise; perdita di equilibrio; difficoltà a camminare; o un improvviso forte mal di testa. Un ictus è un'emergenza medica che richiede un trattamento immediato per prevenire invalidità permanente o morte.

- **Insufficienza cardiaca.** Questa è una condizione in cui il cuore non riesce a pompare abbastanza sangue per soddisfare i bisogni del corpo. Può verificarsi a causa di una malattia valvolare in diversi modi, come ad esempio:

- ○ Una valvola ristretta o che perde può ridurre il flusso sanguigno dal cuore, provocando un lavoro più intenso del cuore e un suo ingrossamento e indebolimento nel tempo. Questo si chiama insufficienza cardiaca sistolica.

- ○ Una valvola che perde può aumentare la pressione sanguigna e il volume nel cuore, causando l'irrigidimento del cuore e l'incapacità di rilassarsi e riempirsi adeguatamente. Questo si chiama insufficienza cardiaca diastolica.

- ○ Una valvola che perde può far sì che il sangue ritorni nei polmoni o nel corpo, causando accumulo di liquidi e congestione. Questo si chiama insufficienza cardiaca congestizia.

L'insufficienza cardiaca può causare sintomi come mancanza di respiro, affaticamento, gonfiore, tosse, aumento di peso, perdita di appetito, nausea o dolore addominale. L'insufficienza cardiaca può anche portare a complicazioni come danni ai reni, danni al fegato o aritmie. L'insufficienza cardiaca è una condizione cronica e progressiva che richiede gestione e trattamento per tutta la vita.

- **Endocardite.** Si tratta di un'infezione del rivestimento interno del cuore o delle valvole cardiache, solitamente causata da batteri o funghi. Può verificarsi a causa di una malattia valvolare in diversi modi, come ad esempio:
  - Una valvola danneggiata o malata può fornire un sito in cui batteri o funghi possono attaccarsi e crescere, formando una massa di tessuto infetto chiamata vegetazione. Ciò può danneggiare ulteriormente la valvola e causare rigurgito o stenosi.
  - La vegetazione può staccarsi e viaggiare attraverso il flusso sanguigno, causando infezioni in altre parti del corpo, come cervello, polmoni, reni o pelle. Ciò può anche causare ictus embolici o ascessi.

- Un'infezione può diffondersi dalla valvola al muscolo cardiaco, causando infiammazione e danni. Ciò può portare a insufficienza cardiaca o aritmie.

L'endocardite può causare sintomi come febbre, brividi, sudorazione notturna, perdita di peso, affaticamento, dolori articolari o muscolari o un soffio cardiaco nuovo o modificato. L'endocardite può essere pericolosa per la vita e richiede una diagnosi tempestiva e un trattamento con antibiotici e talvolta un intervento chirurgico.

Diagnosi e test

Per diagnosticare la malattia della valvola cardiaca, il medico ti chiederà informazioni sulla tua storia medica, sui sintomi e sulla storia familiare di problemi cardiaci. Il medico eseguirà anche un esame fisico, che potrebbe includere l'ascolto del cuore con uno stetoscopio, il controllo del polso e della pressione sanguigna e la ricerca di segni di accumulo di liquidi nel corpo.

Il medico può prescrivere uno o più esami per confermare la diagnosi di malattia della valvola cardiaca e per valutare il tipo, la gravità e l'impatto del problema valvolare sul cuore e sull'organismo. Alcuni dei test più comuni per la malattia della valvola cardiaca sono:

- **Ecocardiogramma.** Questo è il test principale per diagnosticare la malattia della valvola cardiaca. Utilizza le onde sonore per creare immagini del tuo cuore e delle sue valvole. Può mostrare le dimensioni, la forma e la funzione del tuo cuore, nonché la struttura, il movimento e il flusso sanguigno delle valvole. Può anche misurare la pressione e il volume del sangue nelle camere e nei vasi del cuore. Esistono diversi tipi di ecocardiogramma, come ecocardiogramma transtoracico, transesofageo o da sforzo, a seconda di come le onde sonore vengono inviate e ricevute.

- **Elettrocardiogramma (ECG o EKG).** Questo è un test semplice e indolore che registra l'attività elettrica del tuo cuore. Può mostrare quanto velocemente e regolarmente batte il tuo cuore e se sono presenti schemi anormali o segni di danno. Può anche rilevare aritmie, come la fibrillazione atriale, che sono comuni nelle persone con malattie della valvola cardiaca.

- **Radiografia del torace.** Questo è un test che utilizza le radiazioni per creare immagini del tuo torace, inclusi cuore e polmoni. Può mostrare se il tuo cuore è ingrossato o c'è liquido nei polmoni, che sono segni di insufficienza cardiaca. Può anche mostrare se ci sono altri problemi al petto, come la polmonite o il cancro ai polmoni.

- **RM cardiaca.** Questo è un test che utilizza un forte campo magnetico e onde radio per creare immagini dettagliate del tuo cuore e delle sue valvole. Può fornire più informazioni di un ecocardiogramma, come lo spessore e la fibrosi del muscolo cardiaco, l'entità del danno valvolare e la presenza di coaguli di sangue o infezioni. Può anche misurare il flusso sanguigno e la pressione nel cuore e nei vasi.

- **Prove da sforzo o prove da sforzo.** Si tratta di test che misurano il funzionamento del cuore sotto stress fisico, come camminare su un tapis roulant o andare su una cyclette. Possono mostrare se la malattia della valvola cardiaca provoca sintomi o influenza la funzione cardiaca durante l'esercizio. Possono anche aiutare a determinare il tuo livello di forma fisica e il rischio di avere un infarto o un ictus. Se non puoi fare esercizio, potresti ricevere un medicinale che imita l'effetto dell'esercizio sul tuo cuore.

- **Cateterizzazione cardiaca.** Si tratta di un test invasivo che prevede l'inserimento di un tubo sottile e flessibile chiamato catetere in un vaso sanguigno, solitamente nell'inguine o nel polso, e la guida fino al cuore. Attraverso il catetere viene iniettato un colorante per rendere visibili il cuore e i vasi sulle immagini radiografiche. Questo test può misurare la pressione e il flusso sanguigno nelle camere e nei vasi cardiaci e mostrare il grado di restringimento o perdita della valvola. Può anche rilevare la malattia coronarica, che è una causa comune o una complicanza della malattia della valvola cardiaca.

Questi test possono aiutare il medico a determinare il miglior piano di trattamento per la malattia della valvola cardiaca e a monitorare la condizione nel tempo.

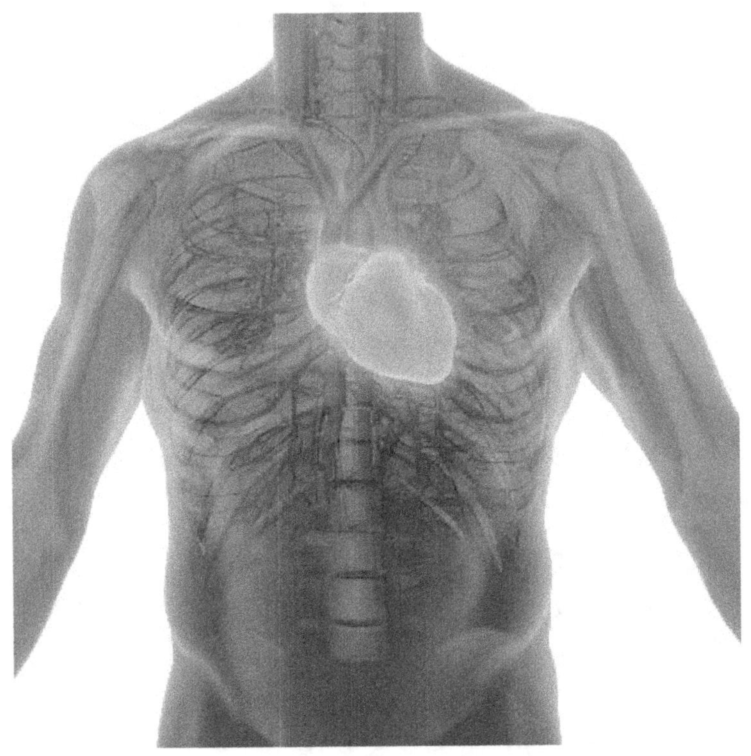

Capitolo 2

Opzioni di trattamento per valvole cardiache difettose

Farmaci per la gestione dei sintomi

La malattia della valvola cardiaca può causare vari sintomi che influenzano la qualità della vita e la salute delle persone che ne soffrono. A seconda del tipo e della gravità del problema valvolare, possono essere prescritti diversi farmaci per alleviare i sintomi e prevenire ulteriori complicazioni. Alcuni dei farmaci più comuni per la gestione dei sintomi della malattia della valvola cardiaca sono:

- **Vasodilatatori.** Questi sono farmaci che dilatano i vasi sanguigni e abbassano la pressione sanguigna. Possono aiutare a ridurre il carico di lavoro del cuore e migliorare il flusso sanguigno attraverso le valvole. Alcuni esempi di vasodilatatori sono gli inibitori dell'enzima di conversione dell'angiotensina (ACE), i bloccanti dei recettori dell'angiotensina (ARB) e i nitrati.

- **Diuretici.** Questi farmaci aumentano la produzione di urina e riducono la ritenzione di liquidi nel corpo. Possono aiutare ad alleviare il gonfiore, la congestione e la mancanza di respiro causati dall'insufficienza cardiaca. Alcuni esempi di diuretici sono furosemide, idroclorotiazide e spironolattone.

- **Beta-bloccanti.** Questi farmaci rallentano la frequenza cardiaca e abbassano la pressione sanguigna. Possono aiutare a ridurre le palpitazioni, il dolore toracico e l'ansia causati dalle aritmie. Alcuni esempi di beta-bloccanti sono metoprololo, atenololo e bisoprololo.

- **Antiaritmici.** Questi farmaci regolano i segnali elettrici nel cuore e ripristinano un normale ritmo cardiaco. Possono aiutare a trattare o prevenire la fibrillazione atriale, un'aritmia comune associata alla malattia della valvola. Alcuni esempi di antiaritmici sono amiodarone, sotalolo e digossina.

- **Anticoagulanti.** Si tratta di farmaci che prevengono la formazione di coaguli di sangue nel cuore o nei vasi sanguigni. Possono aiutare a ridurre il rischio di ictus, infarto o embolia causata da una malattia valvolare. Alcuni esempi di anticoagulanti sono warfarin, dabigatran e rivaroxaban.

- **Antibiotici.** Questi farmaci trattano o prevengono le infezioni batteriche che possono danneggiare le valvole o causare endocardite. Possono aiutare a prevenire la febbre reumatica, una causa comune di malattia valvolare, o a trattare l'endocardite infettiva, una grave complicanza della malattia valvolare. Alcuni esempi di antibiotici sono penicillina, amoxicillina e ceftriaxone.

Questi farmaci possono aiutare a migliorare i sintomi e la qualità della vita delle persone con malattia della valvola cardiaca.

Chirurgia a cuore aperto per la riparazione e la sostituzione della valvola

La chirurgia a cuore aperto è un tipo di intervento chirurgico che prevede l'esecuzione di una grande incisione nel torace e l'arresto temporaneo del cuore per accedere e operare sulle valvole cardiache. La chirurgia a cuore aperto è il metodo più comune e tradizionale per il trattamento della malattia della valvola cardiaca che richiede un intervento chirurgico.

Esistono due tipi principali di interventi chirurgici a cuore aperto per la riparazione e la sostituzione della valvola: riparazione e sostituzione della valvola. La riparazione della valvola è una procedura che preserva e ripristina la funzione della valvola originale. La sostituzione della valvola è una procedura che rimuove la valvola danneggiata o malata e la sostituisce con una valvola artificiale.

La scelta tra riparazione e sostituzione della valvola dipende da diversi fattori, quali il tipo e la gravità della malattia valvolare, le condizioni e la durabilità del tessuto valvolare, la dimensione e la forma della valvola, il rischio di infezione o di coaguli di sangue, la disponibilità e compatibilità della valvola artificiale, nonché età, salute e preferenze del paziente.

La riparazione della valvola è solitamente preferita alla sostituzione della valvola poiché presenta numerosi vantaggi, tra cui:

- Preservare la struttura e la funzione naturale della valvola e del cuore
- Ridurre il rischio di infezione, sanguinamento o rigetto
- Migliorare la sopravvivenza a lungo termine e la qualità della vita del paziente
- Evitare la necessità di farmaci anticoagulanti per tutta la vita

Tuttavia, la riparazione della valvola è possibile o efficace solo talvolta, soprattutto nel caso di valvole gravemente danneggiate o calcificate. In alcuni casi, la sostituzione della valvola può essere l'unica o migliore opzione, poiché può fornire una soluzione più duratura e affidabile.

Per la sostituzione della valvola possono essere utilizzati due tipi principali di valvole artificiali: valvole meccaniche e valvole biologiche. Le valvole meccaniche sono realizzate con materiali sintetici, come metallo o carbonio. Le valvole biologiche sono costituite da tessuto animale o umano, ad esempio proveniente da un maiale, una mucca o un donatore umano.

La scelta tra valvole meccaniche e biologiche dipende anche da diversi fattori, come il tipo e la posizione della valvola, la durata e le prestazioni della valvola, il rischio di infezioni o coaguli di sangue, la disponibilità e compatibilità della valvola e la disponibilità del paziente. età, salute e preferenze.

Le valvole meccaniche hanno il vantaggio di essere durevoli e di durare a lungo, solitamente per il resto della vita del paziente. Tuttavia, hanno lo svantaggio di essere inclini alla formazione di coaguli di sangue, che possono causare ictus o embolia. Pertanto, i pazienti che ricevono valvole meccaniche devono assumere farmaci che fluidificano il sangue per il resto della loro vita, il che può aumentare il rischio di sanguinamento e richiedere monitoraggio ed esami regolari.

Le valvole biologiche sono più naturali, compatibili con l'organismo e non richiedono farmaci per fluidificare il sangue. Tuttavia, hanno lo svantaggio di essere meno durevoli e di durare per un periodo più breve, solitamente dai 10 ai 15 anni. Pertanto, i pazienti che ricevono valvole biologiche potrebbero dover sottoporsi a un altro intervento chirurgico in futuro per sostituire la valvola usurata.

La chirurgia a cuore aperto per la riparazione e la sostituzione della valvola è un intervento importante e complesso che richiede l'anestesia generale, una macchina cuore-polmone e diverse ore di intervento. Implica anche un periodo di recupero lungo e intenso, che può richiedere diverse settimane o mesi.

Potrebbe essere necessario che il paziente rimanga in ospedale per alcuni giorni o settimane e quindi segua un rigoroso regime terapeutico, dieta, esercizio fisico e visite di follow-up. Il paziente può anche manifestare effetti collaterali o complicazioni, come infezioni, sanguinamento, aritmia o problemi con la valvola artificiale.

La chirurgia a cuore aperto per la riparazione e la sostituzione della valvola può migliorare i sintomi e la qualità della vita delle persone affette da malattia della valvola cardiaca, ma non è una cura.

Procedure transcatetere minimamente invasive

Le procedure transcatetere minimamente invasive sono metodi alternativi di trattamento della malattia delle valvole cardiache che utilizzano cateteri (tubi sottili e flessibili) per accedere e operare sulle valvole cardiache senza aprire il torace o fermare il cuore. Cardiologi interventisti e cardiochirurghi eseguono queste procedure in un laboratorio di cateterizzazione.

Le procedure transcatetere minimamente invasive sono adatte per i pazienti che presentano una grave malattia valvolare che richiede un intervento chirurgico ma sono considerati ad alto rischio o non idonei per la chirurgia a cuore aperto a causa dell'età, della salute o di altri fattori. Queste procedure possono essere utilizzate anche per i pazienti che preferiscono un'opzione meno invasiva o che hanno già subito un intervento chirurgico alla valvola.

Esistono diversi tipi di procedure transcatetere minimamente invasive per la riparazione e la sostituzione della valvola, a seconda del tipo e della posizione della valvola. Alcune delle procedure transcatetere comuni sono:

- **Sostituzione transcatetere della valvola aortica (TAVR) o impianto transcatetere della valvola aortica (TAVI).** Questa procedura sostituisce una valvola aortica ristretta o che perde con una valvola artificiale realizzata con tessuto animale. La valvola artificiale viene compressa e rilasciata attraverso un catetere che viene inserito attraverso una piccola incisione nell'inguine o nel torace. La valvola artificiale viene quindi espansa e posizionata all'interno della valvola malata, spingendo via i vecchi lembi della valvola. La nuova valvola assume la funzione di regolare il flusso sanguigno dal ventricolo sinistro all'aorta.

- **Riparazione transcatetere della valvola mitrale (TMVR) o riparazione transcatetere della valvola mitrale edge-to-edge (TMVr).** Questa procedura ripara una valvola mitrale che perde collegando una clip meccanica ai lembi della valvola. La clip viene erogata attraverso un catetere inserito attraverso una vena nell'inguine e guidato al cuore. La clip tiene insieme i lembi della valvola, riducendo la perdita e migliorando il flusso sanguigno dall'atrio sinistro al ventricolo sinistro. La clip rimane in posizione in modo permanente, consentendo alla valvola di aprirsi e chiudersi normalmente.

- **Sostituzione transcatetere della valvola mitrale (TMVR) o valvola mitrale transcatetere in valvola (TMViV).** Questa procedura sostituisce una valvola mitrale danneggiata o malata con una valvola artificiale realizzata con tessuto animale. La valvola artificiale viene erogata attraverso un catetere inserito attraverso una piccola incisione nel torace e guidato fino al cuore. La valvola artificiale viene quindi ampliata e posizionata all'interno della vecchia valvola, sostituendo la sua funzione di regolazione del flusso sanguigno dall'atrio sinistro al ventricolo sinistro. Questa procedura viene utilizzata principalmente per i pazienti che hanno già subito un intervento chirurgico alla valvola mitrale e necessitano di una nuova valvola.

- **Sostituzione transcatetere della valvola polmonare (TPVR) o valvola polmonare transcatetere in valvola (TPViV).** Questa procedura sostituisce una valvola polmonare ristretta o che perde con una valvola artificiale realizzata con tessuto animale. La valvola artificiale viene erogata attraverso un catetere inserito attraverso una vena dell'inguine o del collo e guidato al cuore. La valvola artificiale viene quindi ampliata e posizionata all'interno della vecchia valvola, sostituendo la sua funzione di regolazione del flusso sanguigno dal ventricolo destro all'arteria polmonare. Questa procedura viene utilizzata principalmente per i pazienti con difetti cardiaci congeniti che colpiscono la valvola polmonare e necessitano di una nuova valvola.

Le procedure transcatetere minimamente invasive presentano numerosi vantaggi rispetto alla chirurgia a cuore aperto, tra cui:

- Tempi di recupero più brevi e meno dolorosi
- Meno rischi di infezioni, sanguinamento o complicazioni
- Non c'è bisogno di anestesia generale o di una macchina cuore-polmone
- Non è necessaria una grande incisione toracica o una sternotomia
- Non sono necessari farmaci anticoagulanti per tutta la vita (ad eccezione di alcune valvole meccaniche)

Tuttavia, le procedure transcatetere minimamente invasive presentano anche alcune limitazioni e sfide, tra cui:

- Costo più elevato e disponibilità limitata.
- Minore durata e prestazioni di alcune valvole artificiali.
- Maggiore rischio di ictus, lesioni vascolari o perdite della valvola.
- Necessità di monitoraggio e test regolari della valvola artificiale.
- Necessità di ripetere le procedure in alcuni casi.

Le procedure transcatetere minimamente invasive possono migliorare i sintomi e la qualità della vita delle persone affette da malattia della valvola cardiaca, ma non rappresentano una cura. Il paziente dovrà comunque prendersi cura del proprio cuore e monitorare regolarmente le proprie condizioni. Il paziente potrebbe anche aver bisogno di apportare modifiche allo stile di vita, come smettere di fumare, seguire una dieta sana, gestire lo stress ed evitare attività faticose.

Scegliere il giusto approccio terapeutico

Scegliere il giusto approccio terapeutico per la malattia della valvola cardiaca può essere una decisione difficile e complessa. Ci sono molti fattori da considerare, come il tipo e la gravità del problema alla valvola, i rischi e i benefici di ciascuna opzione, le preferenze e i valori personali, la salute generale e l'aspettativa di vita.

L'obiettivo principale del trattamento è migliorare i sintomi e la qualità della vita, prevenire ulteriori complicazioni e prolungare la sopravvivenza. Tuttavia, ciascuna opzione di trattamento presenta vantaggi e svantaggi e potrebbe non essere adatta o efficace per tutti. Pertanto, è importante discutere le opzioni con il medico e comprendere i pro e i contro di ciascuna opzione.

Alcune delle domande che potresti porre al tuo medico sono:

- Quanto è grave la mia malattia valvolare e in che modo influisce sulla funzionalità e sulla salute del mio cuore?
- Quali sono i possibili esiti e complicazioni della mia malattia valvolare se non trattata o trattata solo con farmaci?

- Quali sono i diversi tipi di interventi chirurgici o procedure transcatetere disponibili per il mio problema valvolare e come funzionano?
- Quali sono i rischi e i benefici di ciascuna opzione e come si confrontano tra loro?
- Con quale probabilità ciascuna opzione può migliorare i miei sintomi e la qualità della vita, prevenire ulteriori complicazioni e prolungare la mia sopravvivenza?
- Quanto è duratura e affidabile ciascuna opzione e quali sono le probabilità di aver bisogno di un'altra procedura in futuro?
- Quanto è lungo e intenso il periodo di recupero per ciascuna opzione e quali sono i possibili effetti collaterali o complicazioni durante o dopo la procedura?
- In che modo ciascuna opzione influirà sul mio stile di vita, sulle mie attività e sulle mie esigenze di farmaci?
- Quali sono i costi e la disponibilità di ciascuna opzione e la mia assicurazione li coprirà?

- Quali sono le preferenze e le esperienze di altri pazienti con problemi valvolari e trattamenti simili?
- Quali sono i miei valori e obiettivi riguardo alla mia salute e alla qualità della vita?

Potresti anche voler chiedere una seconda opinione a un altro medico o a uno specialista in valvole cardiache, soprattutto se hai dubbi o preoccupazioni sulla tua diagnosi o sul piano di trattamento. Potresti anche voler coinvolgere la tua famiglia e i tuoi amici nel processo decisionale, poiché possono fornire supporto e consigli.

In definitiva, la decisione spetta a te in base alle migliori informazioni disponibili e alle tue preferenze personali. Scegli l'opzione con cui ti senti più a tuo agio e fiducioso e che è in linea con i tuoi valori e obiettivi. Dovresti anche essere pronto ad accettare i possibili esiti e le conseguenze della tua scelta ed essere pronto a seguire le istruzioni e le raccomandazioni del tuo medico e del personale sanitario.

Scegliere il giusto approccio terapeutico per la malattia della valvola cardiaca può essere un processo impegnativo e stressante; tuttavia, può anche essere gratificante e responsabilizzante. Essendo ben informato e coinvolto attivamente nel tuo processo decisionale, puoi fare la scelta migliore per la tua salute e il tuo benessere.

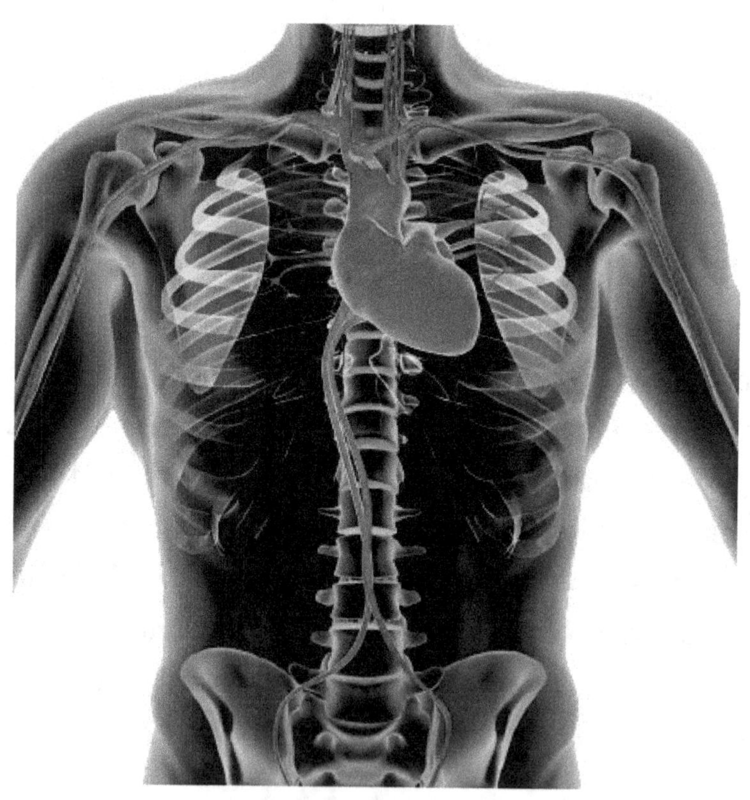

Capitolo 3

Preparazione per la chirurgia della valvola cardiaca

Trovare il giusto cardiochirurgo

Trovare il giusto cardiochirurgo è importante nella preparazione all'intervento sulla valvola cardiaca. Un cardiochirurgo è un medico specializzato nell'esecuzione di interventi chirurgici sul cuore e sulle sue valvole. Un buon cardiochirurgo può aumentare le probabilità di successo dell'intervento chirurgico e di un recupero regolare.

Ci sono diversi fattori da considerare quando si sceglie un cardiochirurgo, come ad esempio:

- **Credenziali ed esperienza.** Dovresti cercare un cardiochirurgo che sia certificato in chirurgia cardiotoracica e abbia una vasta formazione ed esperienza nell'esecuzione del tipo di intervento chirurgico di cui hai bisogno. Dovresti anche controllare la reputazione del chirurgo, le valutazioni e le recensioni di altri pazienti e fonti. Puoi trovare queste informazioni su Healthgrades.com, The Society of Thoracic Surgeons o il Dipartimento della Salute del tuo stato.

- **Qualità e posizione dell'ospedale.** Scegli un cardiochirurgo che lavora in un ospedale con standard e risultati di cardiochirurgia di alta qualità. Puoi confrontare le prestazioni e le valutazioni di diversi ospedali su siti Web come Healthgrades.com o Medicare.gov. Dovresti anche considerare l'ubicazione dell'ospedale e quanto sia comodo e accessibile per te e la tua famiglia.

- **Stile comunicativo e personalità.** Scegli un cardiochirurgo che ti ascolti, risponda alle tue domande, spieghi le tue opzioni e rispetti le tue preferenze e i tuoi valori. Dovresti sentirti a tuo agio e fiducioso con il tuo chirurgo e fidarti del suo giudizio e della sua competenza. Puoi valutare lo stile di comunicazione e la personalità del chirurgo durante la consultazione o leggendo le recensioni dei pazienti.

- **Copertura assicurativa e costi.** Scegli un cardiochirurgo che accetti il tuo piano assicurativo e addebiti tariffe ragionevoli per l'intervento chirurgico e le cure di follow-up. Dovresti anche chiedere informazioni sul costo stimato dell'intervento e cosa include, come le spese ospedaliere, le spese per l'anestesia e le cure postoperatorie. Inoltre, informati su eventuali assistenza finanziaria o piani di pagamento disponibili.

Per trovare il cardiochirurgo giusto, puoi iniziare ottenendo referenze dal tuo medico di base o dal cardiologo, che possono consigliarti i chirurghi di cui si fidano e con cui lavorano. Puoi anche chiedere suggerimenti alla tua famiglia, ai tuoi amici o ad altri operatori sanitari. Puoi quindi ricercare le credenziali, l'esperienza e le recensioni dei chirurghi online e restringere l'elenco. È quindi possibile contattare gli uffici dei chirurghi e programmare una consultazione per incontrarli e intervistarli. Puoi anche chiedere un secondo parere ad un altro chirurgo se hai dubbi o preoccupazioni.

Cosa aspettarsi prima, durante e dopo l'intervento chirurgico

L'intervento chirurgico alla valvola cardiaca è un intervento importante che richiede un'attenta preparazione e recupero. Sapere cosa aspettarsi prima, durante e dopo l'intervento chirurgico può aiutarti a sentirti più preparato e sicuro. Ecco alcune linee guida generali, ma dovresti sempre seguire le istruzioni e le raccomandazioni specifiche del tuo medico.

Prima dell'intervento chirurgico.

Prima dell'intervento chirurgico, devi sottoporti a test e valutazioni per assicurarti di essere pronto. Questi possono includere esami del sangue, radiografie del torace, elettrocardiogrammi, ecocardiogrammi, cateterismo cardiaco e altri test di imaging. Incontrerai anche il tuo chirurgo, anestesista e altri membri dell'équipe chirurgica per discutere i dettagli e i rischi dell'intervento e per firmare un modulo di consenso.

Sarà necessario interrompere l'assunzione di alcuni farmaci, come anticoagulanti, farmaci antinfiammatori o integratori a base di erbe, alcuni giorni o settimane prima dell'intervento, poiché potrebbero aumentare il rischio di sanguinamento o interferire con l'intervento. Sarà inoltre necessario digiunare (non mangiare né bere nulla) per almeno otto ore prima dell'intervento chirurgico per prevenire nausea o vomito. Potrebbero esserti prescritti alcuni farmaci da assumere prima dell'intervento chirurgico, come gli antibiotici, per prevenire l'infezione.

Dovresti preparare una borsa con alcuni oggetti personali di cui avrai bisogno durante la degenza in ospedale, come vestiti comodi, pantofole, articoli da toeletta, occhiali, apparecchi acustici, dentiere e un elenco dei tuoi farmaci e delle tue allergie. Dovresti anche organizzare qualcuno che ti accompagni da e verso l'ospedale per aiutarti con le tue attività quotidiane dopo l'intervento chirurgico. Non dovresti fumare, bere alcolici o usare droghe ricreative prima dell'intervento, poiché potrebbero influenzare il tuo recupero.

Durante l'intervento chirurgico.

Il giorno dell'intervento, verrai ricoverato in ospedale e portato in un'area preoperatoria, dove indosserai un camice ospedaliero e ti verrà inserita una linea endovenosa (IV) nel braccio. Avrai anche alcuni monitor collegati al petto, alle braccia e alle gambe per misurare la frequenza cardiaca, la pressione sanguigna, il livello di ossigeno e altri segni vitali. Verrai quindi portato in sala operatoria, dove riceverai l'anestesia generale, che ti farà addormentare e non sentirai dolore durante l'intervento.

L'intervento durerà diverse ore, a seconda del tipo e della complessità della procedura. Il chirurgo eseguirà un'incisione nel petto, solitamente lungo lo sterno, per accedere al cuore. Verrai collegato a una macchina cuore-polmone, che assumerà la funzione del tuo cuore e dei tuoi polmoni durante l'intervento.

Il chirurgo riparerà o sostituirà quindi la valvola danneggiata o malata utilizzando il tessuto, una valvola artificiale o una valvola biologica proveniente da un donatore animale o umano. Il chirurgo poi chiuderà l'incisione con punti o graffette e la coprirà con una benda. Verrai disconnesso dalla macchina cuore-polmone e il tuo cuore riprenderà la sua normale funzione.

Dopo l'intervento chirurgico.

Dopo l'intervento chirurgico, verrai portato in una sala di risveglio o in un'unità di terapia intensiva (ICU), dove sarai attentamente monitorato per eventuali complicazioni, come sanguinamento, infezione, aritmia o problemi con la nuova valvola. Avrai alcuni tubi e fili collegati al tuo corpo, come un tubo per la respirazione, un tubo toracico, un catetere urinario e una linea arteriosa. Riceverai anche alcuni farmaci, come antidolorifici, antibiotici e anticoagulanti, attraverso la linea IV. Ti sveglierai gradualmente dall'anestesia e il tubo di respirazione verrà rimosso quando potrai respirare da solo.

A seconda delle tue condizioni e del tuo recupero, rimarrai in ospedale per diversi giorni o settimane. Verrai trasferito in una stanza normale, dove continuerai a ricevere cure e supporto dal tuo team medico. Sarai incoraggiato ad alzarti, camminare e fare esercizi di respirazione per prevenire coaguli di sangue, polmonite e debolezza muscolare.

Avrai anche test e valutazioni, come radiografie del torace, elettrocardiogrammi, ecocardiogrammi ed esami del sangue, per verificare la funzionalità cardiaca e la guarigione. Ti verranno fornite alcune istruzioni e istruzioni su come prenderti cura della tua incisione, gestire il dolore, assumere i farmaci e seguire una dieta e uno stile di vita sani. Verrai inoltre indirizzato a un programma di riabilitazione cardiaca, che ti aiuterà a ritrovare forza e resistenza e a ridurre il rischio di futuri problemi cardiaci.

Processo di recupero e riabilitazione

Il processo di recupero e la riabilitazione sono essenziali per il trattamento dopo un intervento chirurgico alla valvola cardiaca. Possono aiutarti a guarire più velocemente, prevenire complicazioni e migliorare la funzione cardiaca e la qualità della vita. Il processo di recupero e riabilitazione può variare a seconda del tipo e dell'entità dell'intervento chirurgico, della salute generale e delle esigenze e degli obiettivi individuali. Ecco alcune linee guida generali, ma dovresti sempre seguire le istruzioni e le raccomandazioni specifiche del tuo medico.

Processo di recupero.

Il processo di recupero inizia subito dopo l'intervento chirurgico fino a quando non sarai completamente guarito e pronto a riprendere le normali attività. Il processo di recupero può comportare le seguenti fasi:

- **Degenza ospedaliera.** Rimarrai in ospedale per alcuni giorni o settimane dopo l'intervento, a seconda delle tue condizioni e dei tuoi progressi. Sarai attentamente monitorato e assistito dal tuo team medico, che controllerà i tuoi segni vitali, la guarigione delle ferite, la funzionalità cardiaca e gli esami del sangue. Riceverai anche farmaci, come antidolorifici, antibiotici e anticoagulanti, per aiutarti a recuperare e prevenire infezioni o coaguli di sangue. Sarai incoraggiato ad alzarti, camminare e fare esercizi di respirazione per prevenire polmonite, debolezza muscolare e coaguli di sangue. Riceverai anche istruzione e consulenza su come prenderti cura di te stesso a casa, assumere i farmaci e seguire uno stile di vita sano.

- **Cura della casa.** Verrai dimesso dall'ospedale quando sarai stabile e pronto per continuare il recupero a casa. Avrai bisogno di qualcuno che ti accompagni a casa e ti aiuti nelle tue attività quotidiane per alcune settimane. È inoltre necessario seguire alcune precauzioni e restrizioni, come evitare di sollevare oggetti pesanti, guidare o fare il bagno finché il medico non lo consente. È necessario prendersi cura dell'incisione, mantenerla pulita e asciutta e prestare attenzione a eventuali segni di infezione, come arrossamento, gonfiore o pus. Dovrai anche assumere i farmaci come prescritto e monitorare i sintomi, come dolore al petto, mancanza di respiro o febbre. Dovrai visitare regolarmente il tuo medico per appuntamenti di follow-up, durante i quali il medico controllerà la ferita, la funzionalità cardiaca e gli esami del sangue.

- **Periodo di recupero.** Il periodo di recupero è quando puoi guarire completamente e tornare alle tue normali attività. Il periodo di recupero può variare da persona a persona; tuttavia, di solito sono necessarie dalle 4 alle 8 settimane per la chirurgia a cuore aperto e dalle 2 alle 4 settimane per la chirurgia mini-invasiva. Durante questo periodo, aumenterai gradualmente il tuo livello di attività, come guidato dal tuo medico e dal team di riabilitazione cardiaca. Dovrai anche apportare cambiamenti allo stile di vita, come smettere di fumare, seguire una dieta salutare per il cuore, gestire lo stress ed evitare alcol o caffeina. Dovrai anche essere consapevole dei segni e dei sintomi di complicazioni, come ictus, infarto o problemi alle valvole, e consultare immediatamente un medico se si verificano.

Riabilitazione.

La riabilitazione è un programma che ti aiuta a migliorare il tuo benessere fisico, mentale ed emotivo dopo un intervento chirurgico alla valvola cardiaca. La riabilitazione può iniziare durante la degenza ospedaliera e continuare dopo il rientro a casa fino al raggiungimento di un funzionamento e di una qualità di vita ottimali. La riabilitazione può coinvolgere i seguenti componenti:

- **Riabilitazione cardiaca.** La riabilitazione cardiaca è un programma supervisionato che ti aiuta a migliorare la salute e la forma fisica del tuo cuore dopo un intervento chirurgico alla valvola cardiaca. La riabilitazione cardiaca può includere allenamento fisico, educazione, consulenza e supporto. La riabilitazione cardiaca può aiutarti a ritrovare forza e resistenza, ridurre il rischio di futuri problemi cardiaci e aumentare la tua sicurezza e il tuo benessere. La riabilitazione cardiaca viene solitamente offerta in un ospedale o in una clinica, dove lavorerai con un team di professionisti sanitari, come cardiologi, infermieri, fisioterapisti e dietisti. La riabilitazione cardiaca può durare diverse settimane o mesi, a seconda delle esigenze e degli obiettivi.

- **Fisioterapia.** La terapia fisica è un trattamento che aiuta a ripristinare la mobilità e la funzione dopo un intervento chirurgico alla valvola cardiaca. La terapia fisica può includere esercizi, allungamenti, massaggi, calore, freddo o stimolazione elettrica. La terapia fisica può aiutarti a migliorare la gamma di movimento, flessibilità, equilibrio e coordinazione. La terapia fisica può essere fornita da un fisioterapista o da un fisioterapista, in ospedale, in clinica o a casa. A seconda delle condizioni e dei progressi, la terapia fisica può durare alcune settimane o mesi.

- **Terapia occupazionale.** La terapia occupazionale è un trattamento che aiuta a svolgere le attività e i compiti quotidiani dopo un intervento chirurgico alla valvola cardiaca. La terapia occupazionale può includere formazione, attrezzature o modifiche. La terapia occupazionale può aiutarti a migliorare le tue abilità, come vestirti, fare il bagno, cucinare o lavorare. La terapia occupazionale può essere fornita da un terapista occupazionale in un ospedale, in una clinica o a casa. A seconda delle esigenze e degli obiettivi, la terapia occupazionale può durare alcune settimane o mesi.

- **Terapia psicologica.** La terapia psicologica è un trattamento che aiuta ad affrontare i problemi di salute emotiva e mentale dopo un intervento chirurgico alla valvola cardiaca. La terapia psicologica può includere consulenza, psicoterapia o farmaci. La terapia psicologica può aiutarti ad affrontare i tuoi sentimenti, come ansia, depressione, rabbia o dolore. La terapia psicologica può anche aiutarti ad adattarti alla nuova situazione, come convivere con una valvola artificiale, assumere farmaci o apportare cambiamenti allo stile di vita. Uno psicologo, uno psichiatra o un consulente in un ospedale, in una clinica o a casa possono fornire una terapia psicologica. A seconda delle tue esigenze e dei tuoi obiettivi, la terapia psicologica può durare alcune settimane o mesi.

Il processo di recupero e la riabilitazione sono fasi importanti del trattamento dopo un intervento chirurgico alla valvola cardiaca. Possono aiutarti a guarire più velocemente, prevenire complicazioni e migliorare la funzione cardiaca e la qualità della vita. Il processo di recupero e riabilitazione può variare a seconda del tipo e dell'entità dell'intervento chirurgico, della salute generale e delle esigenze e degli obiettivi individuali.

Capitolo 4

La vita dopo l'intervento chirurgico alla valvola cardiaca

Assistenza e monitoraggio di follow-up

Le cure di follow-up e il monitoraggio sono essenziali per il trattamento dopo un intervento chirurgico alla valvola cardiaca. Possono aiutarti a prevenire complicazioni, rilevare problemi e ottimizzare la funzione cardiaca e la qualità della vita.

Le cure di follow-up e il monitoraggio possono variare a seconda del tipo e dell'entità dell'intervento, della salute generale e delle esigenze e degli obiettivi individuali. Ecco alcune linee guida generali, ma dovresti sempre seguire le istruzioni e le raccomandazioni specifiche del tuo medico.

Cure di follow-up.

Le cure di follow-up sono le cure che ricevi dopo l'intervento chirurgico per aiutarti a recuperare e ad adattarti alla nuova situazione. Le cure di follow-up possono coinvolgere i seguenti aspetti:

- **Farmaci.** Sarà necessario assumere alcuni farmaci dopo l'intervento chirurgico, come anticoagulanti, antibiotici, antiaritmici e farmaci per l'insufficienza cardiaca. Questi farmaci possono aiutarti a prevenire infezioni, coaguli di sangue, aritmie e insufficienza cardiaca. È necessario assumere i farmaci come prescritto e monitorare i sintomi e gli effetti collaterali. Avrai anche bisogno di esami del sangue regolari, come l'INR, per verificare l'efficacia e la sicurezza dei tuoi farmaci. Non dovresti interrompere o modificare i farmaci senza consultare il medico.

- **Cura delle ferite.** È necessario prendersi cura dell'incisione chirurgica e mantenerla pulita e asciutta. È necessario cambiare la medicazione secondo le istruzioni e prestare attenzione a eventuali segni di infezione, come arrossamento, gonfiore, dolore o pus. Dovresti evitare di toccare, graffiare o stuzzicare la ferita. Dovresti anche evitare di applicare creme, lozioni o unguenti sulla ferita a meno che non sia il medico a consigliarlo. Dovresti segnalare immediatamente qualsiasi problema o preoccupazione al tuo medico.

- **Attività ed esercizio fisico.** Sarà necessario riprendere gradualmente l'attività fisica e l'esercizio fisico dopo l'intervento chirurgico, come guidato dal medico e dall'équipe di riabilitazione cardiaca. È necessario iniziare con attività leggere, come camminare, e aumentare l'intensità e la durata. È necessario evitare attività faticose, come sollevare, spingere o tirare oggetti pesanti finché il medico non lo consente. È inoltre necessario evitare attività che potrebbero esercitare pressione sul petto, come tossire, starnutire o sforzarsi. Dovresti ascoltare il tuo corpo e fermarti o riposare se ti senti stanco, stordito o senza fiato. Dovresti anche bere molti liquidi e indossare abiti e scarpe comodi e larghi.

- **Dieta e nutrizione.** È necessario seguire una dieta sana per il cuore dopo l'intervento chirurgico per aiutarti a controllare il peso, la pressione sanguigna, il colesterolo e lo zucchero nel sangue. Una dieta sana per il cuore è povera di grassi saturi, grassi trans, sale e zuccheri aggiunti e ricca di frutta, verdura, cereali integrali, proteine magre e grassi sani. Dovrai anche limitare l'assunzione di alcol, caffeina e tabacco, poiché potrebbero influire sulla funzionalità cardiaca e sull'efficacia dei farmaci. Dovresti consultare il tuo medico o un dietista per consigli e indicazioni più specifici.

- **Stile di vita e abitudini.** È necessario apportare alcuni cambiamenti allo stile di vita e adottare abitudini sane dopo l'intervento chirurgico per migliorare la salute e il benessere del cuore. Questi possono includere smettere di fumare, gestire lo stress, dormire a sufficienza e prendersi cura della salute mentale ed emotiva. Dovresti anche chiedere sostegno alla tua famiglia, ai tuoi amici o ad altre fonti, come gruppi di sostegno, consulenti o comunità online. Dovresti anche seguire i consigli del tuo medico su guida, viaggi, lavoro e attività sessuale.

Monitoraggio.

Il monitoraggio controlla la funzionalità cardiaca e le prestazioni della valvola dopo l'intervento chirurgico per rilevare eventuali problemi o complicazioni. Il monitoraggio può comportare i seguenti metodi:

- **Esame fisico.** Avrai bisogno di esami fisici regolari da parte del tuo medico, che controllerà i tuoi segni vitali, come la pressione sanguigna, la frequenza cardiaca e la temperatura, e ascolterà i suoni del tuo cuore e dei tuoi polmoni. Il medico ti chiederà anche informazioni sui sintomi, sui farmaci e sullo stile di vita.

- **Ecocardiografia.** Dovrai sottoporsi regolarmente a ecocardiogrammi, che sono test ecografici che mostrano la struttura e la funzione del cuore e delle valvole. Gli ecocardiogrammi possono aiutarti a misurare le dimensioni e la forma delle camere cardiache, lo spessore e il movimento delle pareti cardiache, il flusso sanguigno e la pressione nel cuore e nei vasi, nonché l'apertura e la chiusura delle valvole. Gli ecocardiogrammi possono anche aiutare a rilevare eventuali problemi o complicazioni, come perdite della valvola, restringimenti, infezioni o trombosi.

- **Elettrocardiografia.** Avrai bisogno di elettrocardiogrammi regolari per misurare l'attività elettrica del tuo cuore. Gli elettrocardiogrammi possono aiutarti a monitorare il ritmo e la frequenza cardiaca e a rilevare eventuali aritmie, come la fibrillazione atriale, la tachicardia ventricolare o il blocco cardiaco. Gli elettrocardiogrammi possono anche aiutarti a valutare l'effetto dei tuoi farmaci sul tuo cuore.

- **Radiografia del torace.** Potrebbe essere necessario sottoporsi occasionalmente a radiografie del torace, che sono test che mostrano immagini del torace, dei polmoni e del cuore. Le radiografie del torace possono aiutarti a verificare eventuali accumuli di liquidi, infezioni o infiammazioni nei polmoni, nonché eventuali cambiamenti nelle dimensioni o nella forma del cuore.

- **Analisi del sangue.** Potrebbero essere necessari esami del sangue periodici, che misurano i livelli di diverse sostanze nel sangue. Gli esami del sangue possono aiutarti a monitorare la funzionalità renale ed epatica, l'emocromo, gli elettroliti, i marcatori di infiammazione e gli indicatori di infezione. Gli esami del sangue possono anche aiutarti a regolare il dosaggio dei farmaci, come anticoagulanti o farmaci per l'insufficienza cardiaca.

Le cure di follow-up e il monitoraggio sono essenziali per il trattamento dopo un intervento chirurgico alla valvola cardiaca. Possono aiutarti a prevenire complicazioni, rilevare problemi e ottimizzare la funzione cardiaca e la qualità della vita.

Gestire il dolore e il disagio

Gestire il dolore e il disagio è parte integrante del recupero dopo un intervento chirurgico alla valvola cardiaca. Il dolore e il disagio possono influenzare il benessere fisico, mentale ed emotivo e interferire con la guarigione e la riabilitazione. Pertanto, non dovresti ignorare o sopportare il dolore e il disagio, ma cercare aiuto e sollievo dal tuo medico e dal personale sanitario.

Le seguenti informazioni ti aiuteranno a comprendere le cause e i tipi di dolore e disagio che potresti provare dopo un intervento chirurgico alla valvola cardiaca, descriveranno come puoi aiutare i tuoi medici e infermieri a valutare e trattare il tuo dolore e disagio e ti consentiranno di assumere un ruolo attivo nel rendere scelte sulla gestione del dolore e del disagio.

Cause e tipi di dolore e disagio.

Dopo un intervento chirurgico alla valvola cardiaca, potresti avvertire dolore e disagio diversi a seconda della posizione, dell'intensità, della durata e della frequenza della sensazione. Alcune delle cause e dei tipi più comuni di dolore e disagio sono:

- **Dolore da incisione:** Potresti avvertire dolore, pressione o bruciore nel sito dell'incisione chirurgica, soprattutto quando ti muovi, tossisci o respiri profondamente. Ciò è previsto poiché la ferita sta guarendo e i tuoi nervi si rigenerano. Il dolore dell'incisione di solito migliora man mano che la ferita guarisce e l'infiammazione si attenua.

- **Dolore muscolare:** Potresti sentire dolore, rigidità o indolenzimento al petto, alla schiena, al collo o alle spalle. Ciò è dovuto al trauma e alla manipolazione dei muscoli e delle ossa durante l'intervento chirurgico e all'immobilità e inattività prolungate dopo l'intervento. Il dolore muscolare solitamente migliora con movimenti delicati, stretching e massaggi.

- **Nevralgia:** Potresti avvertire dolore, intorpidimento, formicolio o sensazioni di sparo al petto, alle braccia o alle gambe. Ciò è dovuto al danno o all'irritazione dei nervi durante l'intervento chirurgico o alla compressione dei nervi dovuta a gonfiore o infiammazione. Il dolore nervoso solitamente migliora man mano che i nervi guariscono e il gonfiore diminuisce.

- **Dolore al tubo toracico:** Potresti avvertire dolore o fastidio a causa dei tubi toracici inseriti nel torace per drenare liquidi, sangue e aria durante e dopo l'intervento chirurgico. Il dolore al tubo toracico di solito migliora quando i tubi vengono rimossi e i fori guariscono.

- **Mal di gola:** Potresti sentire mal di gola a causa del tubo di respirazione inserito nella bocca o nel naso durante l'intervento. Il dolore alla gola di solito migliora con pastiglie, cubetti di ghiaccio o gargarismi.

- **Mal di testa:** Potresti sentire dolore o pressione alla testa a causa dell'anestesia, dei farmaci, della disidratazione o della mancanza di sonno. Il mal di testa di solito migliora con il riposo, l'idratazione e gli antidolorifici.

Valutazione e trattamento del dolore e del disagio.

Medici e infermieri valuteranno e tratteranno il dolore e il disagio utilizzando vari metodi e strumenti dopo un intervento chirurgico alla valvola cardiaca. Alcuni dei metodi e degli strumenti comuni sono:

- **Scala del dolore:** Ti verrà chiesto di valutare il tuo dolore su una scala da 0 a 10, dove 0 indica l'assenza di dolore e 10 il peggior dolore immaginabile. Ciò aiuterà i tuoi medici e infermieri a misurare l'intensità del tuo dolore e l'efficacia del tuo trattamento. Dovresti essere onesto e coerente nel valutare il tuo dolore e nel segnalare eventuali cambiamenti o preoccupazioni.

- **Antidolorifico:** Ti verranno somministrati degli antidolorifici per aiutarti ad alleviare il dolore e il disagio. Gli antidolorifici hanno diversi tipi e percorsi, come pillole, iniezioni, cerotti o pompe. I tuoi medici e infermieri sceglieranno il tipo e il percorso migliori in base alle tue condizioni, preferenze e risposta. Dovresti assumere gli antidolorifici come prescritto e monitorare i sintomi e gli effetti collaterali. Non dovresti interrompere o modificare l'assunzione degli antidolorifici senza consultare il medico.

- **Metodi non farmacologici:** Puoi anche utilizzare metodi non farmacologici per aiutarti ad affrontare il dolore e il disagio, come il ghiaccio, il calore, il massaggio, il rilassamento, la distrazione o la musica. Questi metodi possono integrare gli antidolorifici e migliorare il tuo comfort e il tuo benessere. Dovresti consultare il tuo medico o infermiere prima di utilizzare metodi non farmacologici e seguire le loro istruzioni e raccomandazioni.

Scelte e preferenze per la gestione del dolore e del disagio.

Hai il diritto e la responsabilità di partecipare alla gestione del dolore e del disagio dopo un intervento chirurgico alla valvola cardiaca. Puoi scegliere ed esprimere le tue preferenze in base alle migliori informazioni disponibili e ai tuoi valori e obiettivi. Alcune delle scelte e preferenze che puoi fare sono:

- **Stabilire un obiettivo doloroso:** Puoi impostare un obiettivo di dolore realistico e accettabile per te stesso, come un punteggio del dolore pari o inferiore a 3 o essere in grado di eseguire determinate attività senza dolore. Ciò aiuterà te, i tuoi medici e infermieri a valutare i tuoi progressi e ad adattare il trattamento. Dovresti comunicare il tuo obiettivo di dolore ai medici e agli infermieri e aggiornarlo secondo necessità.

- **Scelta di un antidolorifico:** Puoi selezionarne uno adatto alle tue esigenze e preferenze, come tipo, percorso, dose e frequenza. Dovresti discutere i pro e i contro di ciascuna opzione con il tuo medico o infermiere e considerare l'efficacia, la sicurezza, la comodità e il costo di ciascuna opzione. Dovresti anche informare il tuo medico o infermiere di eventuali allergie, intolleranze o interazioni con qualsiasi farmaco.

- **Utilizzando metodi non farmacologici:** Puoi utilizzare metodi non farmacologici che funzionano per te e ti fanno sentire a tuo agio, come ghiaccio, calore, massaggi, rilassamento, distrazione o musica. Dovresti esplorare diversi metodi e scoprire cosa ti aiuta di più. Dovresti anche chiedere al tuo medico o infermiere indicazioni e supporto sull'uso sicuro ed efficace di questi metodi.

- **Cerco aiuto e supporto:** Puoi chiedere aiuto e supporto ai tuoi medici, infermieri e altri operatori sanitari, nonché alla tua famiglia, ai tuoi amici o ad altre fonti, come gruppi di supporto, consulenti o comunità online. Non dovresti esitare o aver paura di chiedere aiuto o supporto; possono fare la differenza nel recupero e nel benessere. Dovresti anche dare feedback e apprezzamento a coloro che ti aiutano e ti supportano.

Gestire il dolore e il disagio è parte integrante del recupero dopo un intervento chirurgico alla valvola cardiaca. Il dolore e il disagio possono influenzare il benessere fisico, mentale ed emotivo e interferire con la guarigione e la riabilitazione. Pertanto, non dovresti ignorare o sopportare il dolore e il disagio, ma cercare aiuto e sollievo dal tuo medico e dal personale sanitario. Dovresti anche assumere un ruolo attivo nella gestione del dolore e del disagio, fare scelte ed esprimere preferenze che si adattino alle tue esigenze e ai tuoi obiettivi.

Ritornando a Attività normali

Il ritorno alle normali attività è uno degli obiettivi principali del recupero dopo un intervento chirurgico alla valvola cardiaca. Le attività normali sono le cose che fai nella vita quotidiana, come lavoro, tempo libero, hobby e interazioni sociali. Ritornare alle normali attività può aiutarti a migliorare il tuo benessere fisico, mentale ed emotivo e a migliorare la qualità della tua vita.

Tuttavia, il ritorno alle normali attività può comportare sfide e rischi, come affaticamento, stress o complicazioni. Pertanto, non dovresti affrettarti o forzarti a tornare alle normali attività, ma seguire un processo graduale e sicuro guidato dal tuo medico e dal team sanitario.

Le seguenti informazioni ti aiuteranno a comprendere i vantaggi e gli ostacoli del ritorno alle normali attività dopo un intervento chirurgico alla valvola cardiaca, descriveranno come pianificare e prepararti per il ritorno alle normali attività e ti consentiranno di fare scelte ed esprimere preferenze che si adattano alle tue esigenze e ai tuoi obiettivi.

Vantaggi e ostacoli al ritorno alle normali attività.

Il ritorno alle normali attività dopo un intervento chirurgico alla valvola cardiaca può avere molti benefici, tra cui:

- Migliorare la salute fisica e la forma fisica rafforzando il cuore, i muscoli e le ossa e prevenendo l'aumento di peso, il diabete e altre malattie croniche.

- Migliorare la tua salute mentale ed emotiva riducendo l'ansia, la depressione e la noia e aumentando la tua sicurezza, autostima e felicità.

- Migliorare le tue relazioni sociali e familiari riconnettendoti con i tuoi cari, amici e colleghi e partecipando ad attività significative e divertenti.

- Migliorare il tuo sviluppo personale e professionale riprendendo la tua istruzione, carriera o hobby e perseguendo i tuoi interessi e obiettivi.

Tuttavia, il ritorno alle normali attività dopo un intervento chirurgico alla valvola cardiaca può anche presentare alcuni ostacoli, tra cui:

- Provare stanchezza, dolore o disagio può limitare la tua energia e la capacità di svolgere determinate attività.

- Affrontare lo stress, la pressione o le aspettative può sopraffarti o scoraggiarti dal tornare a determinate attività.

- Incontrare complicazioni come infezioni, sanguinamento, aritmia o un problema alla valvola potrebbe richiedere l'interruzione o la modifica di determinate attività.

- La mancanza di supporto, guida o risorse può ostacolare o ritardare il tuo ritorno a determinate attività.

Pianificare e prepararsi per il ritorno alle normali attività

Per superare gli ostacoli e godere dei benefici derivanti dal ritorno alle normali attività dopo un intervento chirurgico alla valvola cardiaca, è necessario pianificare e preparare il processo con l'aiuto del medico e del medico.assistenza sanitaria squadra. È possibile utilizzare i seguenti passaggi per pianificare e prepararsi al ritorno alle normali attività:

- **Valuta la tua situazione attuale.** Puoi valutare la tua attuale condizione fisica, mentale ed emotiva e identificare i tuoi punti di forza e di debolezza, i tuoi bisogni e le tue sfide, le tue priorità e preferenze. Puoi anche rivedere le tue attività pre-operatorie e determinare quali sono importanti e significative per te e quali no.

- **Stabilisci obiettivi realistici e raggiungibili.** Puoi fissare obiettivi a breve e lungo termine per tornare alle normali attività in base alla tua situazione attuale, ai tuoi valori e alle tue aspirazioni. Puoi rendere i tuoi obiettivi specifici, misurabili, raggiungibili, pertinenti e limitati nel tempo e scriverli o condividerli con qualcuno. Puoi anche monitorare i tuoi progressi e celebrare i tuoi risultati.

- **Seguire un processo graduale e sicuro.** Puoi seguire un processo graduale e sicuro per il ritorno alle normali attività, sotto la guida del tuo medico e del team sanitario. Puoi iniziare con attività a bassa intensità e bassa frequenza, come camminare, leggere o guardare la TV, e aumentare gradualmente l'intensità e la frequenza man mano che le tue condizioni e la tua tolleranza migliorano. Puoi anche seguire precauzioni e restrizioni generali, come evitare di sollevare oggetti pesanti, guidare o fare il bagno finché il medico non te lo consente. Puoi anche ascoltare il tuo corpo e fermarti o riposare se ti senti stanco, stordito o senza fiato.

- **Cerca aiuto e supporto.** Puoi chiedere aiuto e supporto al tuo medico e al tuo team sanitario, nonché alla tua famiglia, ai tuoi amici o ad altre fonti, come gruppi di supporto, consulenti o comunità online. Puoi chiedere aiuto o consigli su come tornare alle normali attività c affrontare eventuali difficoltà o sfide. Puoi anche dare feedback e apprezzamento a coloro che ti aiutano e ti supportano.

Scelte e preferenze per il ritorno alle normali attività

Hai il diritto e la responsabilità di partecipare al tuo ritorno alle normali attività dopo un intervento chirurgico alla valvola cardiaca. Puoi scegliere ed esprimere preferenze in base alle migliori informazioni disponibili e ai tuoi valori e obiettivi. Alcune delle scelte e preferenze che puoi fare sono come segue:

- **Scegliere le attività a cui tornare.** Puoi scegliere le attività a cui desideri tornare in base ai tuoi interessi, passioni e obiettivi. Puoi anche scegliere attività benefiche e divertenti ed evitare quelle dannose o stressanti. Puoi anche provare nuove attività o modificare quelle esistenti per adattarle alle tue esigenze e capacità.

- **Scegliere il ritmo e i tempi del ritorno alle normali attività.** Puoi scegliere il ritmo e i tempi del tuo ritorno alle normali attività in base alle tue condizioni, ai tuoi progressi e al tuo comfort. Puoi anche scegliere un ritmo e una tempistica realistici e flessibili e modificarli secondo necessità. Puoi anche rispettare i tuoi limiti e non paragonarti agli altri o a te stesso prima dell'intervento.

- **Scegliere le persone con cui tornare alle normali attività.** Puoi scegliere le persone con cui vuoi tornare alle normali attività in base alle tue relazioni, aspettative e compatibilità. Puoi anche scegliere persone che ti sostengono e incoraggiano ed evitare quelle negative o esigenti. Puoi anche comunicare le tue esigenze e preferenze alle persone con cui ritorni alle normali attività e rispettare anche le loro esigenze e preferenze.

Il ritorno alle normali attività è uno degli obiettivi principali del recupero dopo un intervento chirurgico alla valvola cardiaca. Le attività normali sono le cose che fai nella vita quotidiana, come lavoro, tempo libero, hobby e interazioni sociali. Ritornare alle normali attività può aiutarti a migliorare il tuo benessere fisico, mentale ed emotivo e a migliorare la qualità della tua vita.

Dieta eLinee guida sullo stile di vita

Le linee guida sulla dieta e sullo stile di vita sono importanti per il trattamento e la prevenzione dopo un intervento chirurgico alla valvola cardiaca. Le linee guida sulla dieta e sullo stile di vita possono aiutarti a migliorare la funzionalità cardiaca e la salute, a ridurre il rischio di complicanze e recidive e a migliorare la qualità della vita. Le linee guida sulla dieta e sullo stile di vita possono variare a seconda del tipo e dell'entità dell'intervento chirurgico, della salute generale e delle esigenze e degli obiettivi individuali. Ecco alcune linee guida generali, ma dovresti sempre seguire le istruzioni e le raccomandazioni specifiche del tuo medico.

Linee guida dietetiche.

Le linee guida dietetiche raccomandano cosa e quanto dovresti mangiare e bere dopo un intervento chirurgico alla valvola cardiaca. Le linee guida dietetiche possono aiutarti a controllare il peso, la pressione sanguigna, il colesterolo e lo zucchero nel sangue e a prevenire infezioni, coaguli di sangue e infiammazioni. Le linee guida dietetiche possono coinvolgere i seguenti aspetti:

- **Calorie.** Le calorie sono le unità di energia che ottieni da cibi e bevande. Hai bisogno di calorie per alimentare il tuo corpo e supportare il tuo recupero, ma non troppe o troppo poche. Dovresti assumere abbastanza calorie per mantenere un peso sano, poiché essere sovrappeso o sottopeso può affaticare il cuore e aumentare il rischio di complicanze. Dovresti consultare il tuo medico o un dietista per il tuo fabbisogno calorico e monitorare regolarmente il tuo peso.

- **Proteina.** Le proteine sono il nutriente che aiuta a costruire e riparare muscoli, tessuti e organi, compresi il cuore e le valvole. Hai bisogno di proteine per guarire la ferita, prevenire le infezioni e sostenere il tuo sistema immunitario. Dovresti mangiare abbastanza proteine per soddisfare i tuoi bisogni, ma non troppo o troppo poco. Dovresti scegliere fonti proteiche magre e di alta qualità, come pesce, pollame, uova, latticini, soia, noci e legumi. Dovresti evitare le carni lavorate e grasse, come pancetta, salsiccia o prosciutto, poiché sono ricche di grassi saturi, sale e additivi.

- **Carboidrati.** I carboidrati sono i nutrienti che forniscono energia al corpo e al cervello. Hai bisogno di carboidrati per alimentare la tua attività e il recupero, ma non troppo o troppo poco. Dovresti scegliere carboidrati complessi e ricchi di fibre, come cereali integrali, frutta, verdura e legumi. Dovresti evitare i carboidrati semplici e raffinati, come pane bianco, riso bianco, pasticcini, caramelle e bibite, poiché sono poveri di nutrienti e fibre e ricchi di zuccheri e calorie.

- **Grasso.** Il grasso è il nutriente che aiuta ad assorbire vitamine, ormoni e membrane cellulari. Hai bisogno di grasso per sostenere la tua salute e il recupero, ma non troppo o troppo poco. Dovresti scegliere grassi sani e insaturi, come olio d'oliva, avocado, noci, semi e pesce. Dovresti evitare i grassi malsani e saturi, come burro, strutto, panna, formaggio e carni grasse, poiché sono ricchi di colesterolo e calorie e possono ostruire le arterie e danneggiare il cuore. Dovresti anche limitare l'assunzione di grassi trans, che sono grassi artificiali presenti in alcuni alimenti trasformati e fritti, come margarina, torte, biscotti e patatine, poiché danneggiano il cuore e la salute.

- **Vitamine e minerali.** Vitamine e minerali sono i nutrienti che aiutano a regolare le funzioni e i processi del corpo, come la coagulazione del sangue, la guarigione delle ferite e la risposta immunitaria. Hai bisogno di vitamine e minerali per sostenere la tua salute e il tuo recupero, ma non troppo o troppo poco. Dovresti ottenere la maggior parte delle vitamine e dei minerali da cibi e bevande, in particolare frutta, verdura e cereali integrali, che sono ricchi di antiossidanti, sostanze fitochimiche e fibre. Dovresti evitare di assumere integratori se non prescritti dal medico, poiché alcuni integratori potrebbero interferire con i farmaci o causare effetti collaterali. Dovresti anche fare attenzione all'assunzione di vitamina K, che si trova nelle verdure a foglia verde come spinaci, cavoli o broccoli, poiché può influire sull'efficacia degli anticoagulanti. Dovresti consultare il tuo medico o un dietista per il tuo fabbisogno di vitamine e minerali e monitorare regolarmente gli esami del sangue.

- **Fluidi.** I fluidi sono i liquidi che aiutano a idratare il corpo e ad eliminare le tossine e i rifiuti. Hai bisogno di liquidi per sostenere la tua salute e il recupero, ma non troppo o troppo poco. Dovresti bere abbastanza liquidi per mantenere l'urina limpida o giallo pallido e prevenire la disidratazione, la stitichezza o i calcoli renali. Dovresti scegliere l'acqua come principale fonte di liquidi e limitare l'assunzione di altre bevande, come succhi di frutta, latte, caffè, tè o alcol, poiché potrebbero contenere zucchero, calorie, caffeina o etanolo, influenzando la funzionalità cardiaca e i farmaci efficacia. Dovresti anche limitare l'assunzione di sale, che si trova nel sale da cucina, nella salsa di soia, nei cibi in scatola e negli alimenti trasformati, poiché può causare ritenzione di liquidi, ipertensione e insufficienza cardiaca. Dovresti consultare il tuo medico o un dietista per il tuo fabbisogno di liquidi e sale e monitorare i sintomi e i segni di sovraccarico di liquidi, come gonfiore, mancanza di respiro o aumento di peso.

Linee guida sullo stile di vita.

Le linee guida sullo stile di vita raccomandano come dovresti vivere e comportarti dopo un intervento chirurgico alla valvola cardiaca. Le linee guida sullo stile di vita possono aiutarti a migliorare il tuo benessere fisico, mentale ed emotivo e a prevenire complicazioni e recidive. Le linee guida sullo stile di vita possono coinvolgere i seguenti aspetti:

- **Attività ed esercizio fisico.** L'attività e l'esercizio fisico sono movimenti che aiutano a rafforzare il cuore, i muscoli e le ossa e a migliorare la circolazione sanguigna, l'apporto di ossigeno e il metabolismo. Hai bisogno di attività ed esercizio fisico per supportare il recupero e la salute, ma non troppo o troppo poco. Dovresti seguire un processo graduale e sicuro per riprendere l'attività e l'esercizio fisico, come guidato dal tuo medico e dal team di riabilitazione cardiaca. Dovresti iniziare con attività a bassa intensità e bassa frequenza, come camminare, e aumentare gradualmente l'intensità e la frequenza man mano che le tue condizioni e la tua tolleranza migliorano. Dovresti evitare attività faticose e ad alto impatto, come correre, saltare o sollevare oggetti pesanti, finché il medico non te lo consente. Dovresti anche seguire alcune precauzioni e restrizioni generali, come evitare attività che potrebbero esercitare pressione sul petto, come tossire, starnutire o sforzare. Dovresti ascoltare il tuo corpo e fermarti o riposare se ti senti stanco, stordito o senza fiato. Dovresti anche bere molti liquidi e indossare abiti e scarpe comodi e larghi.

- **Fumo e alcol.** Il fumo e l'alcol sono abitudini che danneggiano il cuore, i polmoni e i vasi sanguigni e aumentano il rischio di complicanze e recidive. Dovresti smettere di fumare e limitare l'assunzione di alcol dopo un intervento chirurgico alla valvola cardiaca, poiché possono influire sulla funzionalità cardiaca e sull'efficacia dei farmaci. Dovresti chiedere aiuto e sostegno al tuo medico e al personale sanitario, nonché alla tua famiglia, ai tuoi amici o ad altre fonti, come gruppi di supporto, consulenti o comunità online, per aiutarti a smettere di fumare e limitare il consumo di alcol. Dovresti anche evitare l'esposizione al fumo passivo, che può anche danneggiare il cuore e la salute.

- **Stress ed emozioni.** Lo stress e le emozioni sono sentimenti e reazioni che influenzano il tuo umore, il tuo comportamento e il tuo benessere. Potresti provare stress ed emozioni dopo un intervento chirurgico alla valvola cardiaca, come ansia, depressione, rabbia o dolore, mentre affronti la tua condizione, l'intervento chirurgico e il recupero. Dopo un intervento chirurgico alla valvola cardiaca, è necessario gestire lo stress e le emozioni, poiché possono influire sulla funzionalità e sulla salute del cuore. Dovresti cercare aiuto e supporto dal tuo medico, dal tuo team sanitario, dalla tua famiglia, dai tuoi amici o da altre fonti, come gruppi di supporto, consulenti o comunità online, per aiutarti a gestire lo stress e le emozioni. Dovresti anche praticare tecniche di rilassamento, come la respirazione, la meditazione o lo yoga, per aiutarti a calmare la mente e il corpo. Dovresti anche dedicarti ad attività piacevoli, come hobby, musica o lettura, per aiutarti a distrarti e sollevare l'umore.

- **Educazione e consapevolezza.** L'educazione e la consapevolezza sono la conoscenza e la comprensione che ti aiutano a prendere decisioni informate e ad agire per la tua salute e il tuo recupero. Dovresti educare e prendere consapevolezza di te stesso dopo un intervento chirurgico alla valvola cardiaca, poiché può aiutarti a migliorare i risultati e la qualità della vita. Dovresti chiedere informazioni e indicazioni al tuo medico, al team sanitario e ad altre fonti affidabili, come libri, siti Web o organizzazioni, per aiutarti a conoscere la tua condizione, l'intervento chirurgico e il recupero. Dovresti anche essere consapevole dei segni e dei sintomi di complicazioni, come infezioni, sanguinamento, aritmia o problemi alla valvola, e consultare immediatamente un medico se si verificano. Dovresti anche essere consapevole dei fattori che possono influenzare la funzionalità e la salute del tuo cuore, come la dieta, lo stile di vita, i farmaci e le cure di follow-up, e seguire le istruzioni e le raccomandazioni del medico.

Le linee guida sulla dieta e sullo stile di vita sono importanti per il trattamento e la prevenzione dopo un intervento chirurgico alla valvola cardiaca. Le linee guida sulla dieta e sullo stile di vita possono aiutarti a migliorare la funzionalità e la salute del tuo cuore, a ridurre il rischio di complicanze e recidive e a migliorare la qualità della vita. Le linee guida sulla dieta e sullo stile di vita possono variare a seconda del tipo e dell'entità dell'intervento chirurgico, della salute generale e delle esigenze e degli obiettivi individuali.

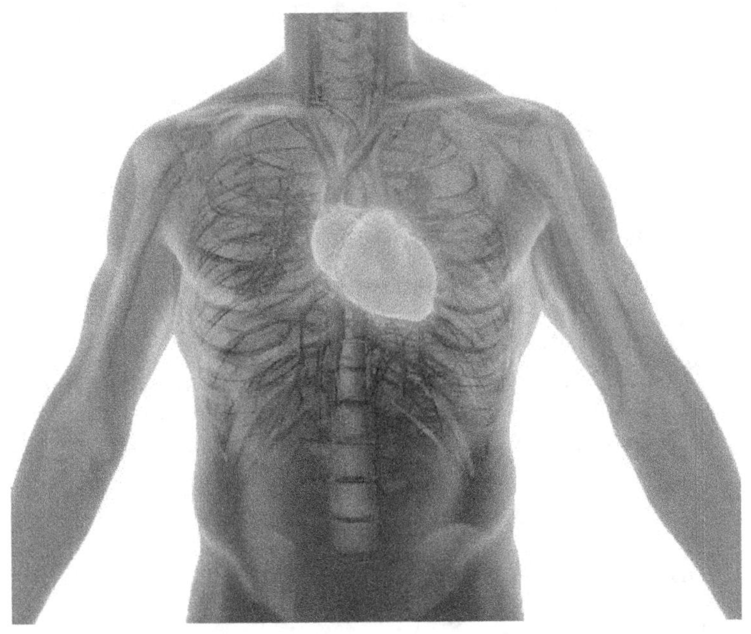

Capitolo 5

Migliorare la tua salute cardiovascolare

Gestione dei fattori di rischio delle malattie cardiache

Gestire i fattori di rischio delle malattie cardiache è uno dei modi più efficaci per migliorare la salute cardiovascolare e prevenire complicazioni e recidive dopo un intervento chirurgico alla valvola cardiaca. I fattori di rischio per le malattie cardiache sono le condizioni o i comportamenti che aumentano la possibilità di sviluppare o peggiorare la malattia cardiaca.

Alcuni fattori di rischio di malattie cardiache sono modificabili, il che significa che puoi modificarli o controllarli, come il fumo, l'ipertensione o il colesterolo alto. Alcuni fattori di rischio di malattie cardiache non sono modificabili, il che significa che non è possibile modificarli o controllarli, come l'età, il sesso o la storia familiare.

Le seguenti informazioni ti aiuteranno a comprendere i fattori di rischio comuni delle malattie cardiache, descriveranno come misurare e monitorare i fattori di rischio delle malattie cardiache e ti consentiranno di agire e fare scelte per ridurre i fattori di rischio di malattie cardiache.

Fattori comuni di rischio per le malattie cardiache

Secondo l'American Heart Association, i fattori di rischio più comuni per le malattie cardiache sono:

- **Ipertensione.** La pressione alta, chiamata anche ipertensione, è una condizione che si verifica quando la forza del sangue contro le pareti delle arterie è troppo elevata. L'ipertensione può danneggiare le arterie, il cuore e altri organi e aumentare il rischio di infarto, ictus, insufficienza cardiaca e malattie renali. L'ipertensione spesso non presenta segni o sintomi, quindi è essenziale controllarla regolarmente.

- **Colesterolo nel sangue alto.** Il colesterolo alto nel sangue, chiamato anche ipercolesterolemia, è una condizione che si verifica quando si ha troppo colesterolo nel sangue. Il colesterolo è una sostanza cerosa, simile al grasso, necessaria per produrre ormoni, vitamina D e acidi biliari. Tuttavia, troppo colesterolo può accumularsi nelle arterie e formare placche, che possono restringere o bloccare il flusso sanguigno al cuore e ad altri organi e aumentare il rischio di infarto, ictus e malattia delle arterie periferiche. Il colesterolo alto nel sangue di solito non dà segni o sintomi, quindi è importante controllare regolarmente i livelli di colesterolo nel sangue.

- **Fumare.** Fumare o usare prodotti del tabacco è un'abitudine che danneggia il cuore, i polmoni e i vasi sanguigni e aumenta il rischio di malattie cardiache e molte altre malattie. Il fumo danneggia il rivestimento delle arterie, riduce la quantità di ossigeno nel sangue, aumenta la pressione sanguigna e la frequenza cardiaca, rende più probabile la coagulazione del sangue e abbassa il colesterolo HDL (buono). Fumare espone te e gli altri anche a sostanze chimiche dannose, come nicotina, monossido di carbonio e catrame. Il fumo può anche influenzare l'efficacia dei farmaci e la guarigione della ferita dopo un intervento chirurgico alla valvola cardiaca.

- **Diabete.** Il diabete, chiamato anche diabete mellito, è una condizione che si verifica quando il livello di zucchero nel sangue (glucosio) è troppo alto. Il glucosio è la principale fonte di energia per le tue cellule e proviene dal cibo che mangi. L'insulina è un ormone che aiuta il glucosio a entrare nelle cellule. Se hai il diabete, il tuo corpo non produce abbastanza insulina, non è in grado di utilizzare l'insulina che produce, o entrambe le cose. Di conseguenza, il glucosio rimane nel sangue e può causare seri problemi di salute. Il diabete può danneggiare il cuore, i vasi sanguigni, i nervi, gli occhi e i reni e aumentare il rischio di malattie cardiache, ictus e malattie renali. Il diabete può anche influenzare la guarigione della ferita dopo un intervento chirurgico alla valvola cardiaca.

- **Obesità.** L'obesità, chiamata anche sovrappeso, è una condizione che si verifica quando si ha troppo grasso corporeo. L'obesità può influire sulla salute in molti modi e aumentare il rischio di malattie cardiache e molte altre malattie. L'obesità può aumentare la pressione sanguigna, i livelli di colesterolo e di zucchero nel sangue e causare infiammazioni e stress ossidativo. L'obesità può anche rendere più difficile la respirazione, il movimento e l'esercizio fisico e influenzare la tua autostima e la salute mentale. L'obesità può anche influenzare il successo e il recupero dell'intervento chirurgico alla valvola cardiaca.

- **Inattività fisica.** L'inattività fisica, chiamata anche stile di vita sedentario, è un'abitudine che comporta poca o nessuna attività fisica o esercizio fisico. L'inattività fisica può influire sulla salute in molti modi e aumentare il rischio di malattie cardiache e molte altre malattie. L'inattività fisica può indebolire il cuore, i muscoli e le ossa, abbassando il metabolismo e il sistema immunitario. L'inattività fisica può anche aumentare la pressione sanguigna, il colesterolo e i livelli di zucchero nel sangue, causare aumento di peso e stress mentale. L'inattività fisica può anche influenzare la guarigione della ferita e la funzione della valvola dopo un intervento chirurgico alla valvola cardiaca.

- **Fatica.** Lo stress, chiamato anche stress psicologico, è un sentimento o una reazione che si verifica quando si affronta una sfida o una minaccia. Lo stress può influire sulla salute in molti modi e aumentare il rischio di malattie cardiache e molte altre malattie. Lo stress può innescare la risposta di lotta o fuga del corpo, aumentando la pressione sanguigna, la frequenza cardiaca e i livelli di zucchero nel sangue e rilasciando ormoni, come l'adrenalina e il cortisolo, che possono danneggiare il cuore e i vasi sanguigni. Lo stress può anche influenzare l'umore, il comportamento e il benessere e causare ansia, depressione, rabbia o tristezza. Lo stress può anche influenzare le scelte del tuo stile di vita, come fumare, bere, mangiare o dormire. Lo stress può anche influenzare la guarigione e la funzione della ferita dopo un intervento chirurgico alla valvola cardiaca.

Misura e monitora i fattori di rischio delle malattie cardiache.

Per gestire i fattori di rischio delle malattie cardiache, è necessario misurarli e monitorarli regolarmente, con l'aiuto del medico e del team sanitario. È possibile utilizzare vari metodi e strumenti per misurare e monitorare i fattori di rischio di malattie cardiache, come:

- **Monitor per la pressione del sangue.** Un misuratore di pressione sanguigna è un dispositivo che misura la forza del sangue contro le pareti delle arterie. È possibile utilizzare un misuratore di pressione sanguigna a casa, in farmacia o in clinica per controllare regolarmente la pressione sanguigna. È necessario seguire correttamente le istruzioni del misuratore di pressione sanguigna e registrare le letture. Dovresti anche condividere le tue letture con il tuo medico e seguire i suoi consigli su come abbassare la pressione sanguigna se è troppo alta.

- **Analisi del sangue.** Un esame del sangue è un test che misura i livelli di diverse sostanze nel sangue, come il colesterolo, il glucosio o i marcatori di infiammazione. Puoi sottoporti a un esame del sangue in un laboratorio, in una clinica o in un ospedale, come prescritto dal tuo medico. Dovresti seguire le istruzioni sulla preparazione per l'esame del sangue, come il digiuno o l'evitamento di determinati farmaci. Dovresti anche rivedere i risultati con il tuo medico e seguire i loro consigli su come migliorare i livelli ematici se sono anormali.

- **Programma per smettere di fumare.** Un programma per smettere di fumare è un programma che ti aiuta a smettere di fumare e a rimanere libero dal fumo. Puoi iscriverti a un programma per smettere di fumare in una clinica, in un ospedale o online, come consigliato dal medico. Dovresti seguire le istruzioni su come utilizzare il programma per smettere di fumare in modo efficace, come fissare una data per smettere, usare prodotti sostitutivi della nicotina o assumere farmaci. Dovresti anche chiedere supporto al tuo medico, al personale sanitario, alla famiglia, agli amici o ad altre fonti, come gruppi di supporto, consulenti o comunità online, per aiutarti a smettere di fumare e ad affrontare i sintomi di astinenza.

- **Programma di gestione del diabete.** Un programma di gestione del diabete è un programma che aiuta a controllare il livello di zucchero nel sangue e a prevenire o ritardare le complicanze del diabete. Puoi partecipare a un programma di gestione del diabete in una clinica, in un ospedale o online, come consigliato dal medico. Dovresti seguire le istruzioni su come utilizzare il programma di gestione del diabete in modo efficace, come controllare il livello di zucchero nel sangue, assumere i farmaci, seguire il programma alimentare ed esercitare regolarmente. Dovresti anche chiedere supporto al tuo medico, al team sanitario, alla famiglia, agli amici o ad altre fonti, come gruppi di supporto, consulenti o comunità online, per aiutarti a controllare il livello di zucchero nel sangue e ad affrontare il diabete.

- **Programma di gestione del peso.** Un programma di gestione del peso è un programma che aiuta a raggiungere e mantenere un peso sano. Puoi partecipare a un programma di gestione del peso in una clinica, in un ospedale o online, come consigliato dal medico. Dovresti seguire le istruzioni su come utilizzare il programma di gestione del peso in modo efficace, come impostare un obiettivo di peso, monitorare le calorie, seguire una dieta equilibrata ed essere fisicamente attivi. Dovresti anche chiedere supporto al tuo medico, al team sanitario, alla famiglia, agli amici o ad altre fonti, come gruppi di supporto, consulenti o comunità online, per aiutarti a raggiungere e mantenere un peso sano.

- **Programma di attività fisica.** Un programma di attività fisica è un programma che ti aiuta ad aumentare la tua attività fisica e il tuo esercizio. Come consiglia il medico, puoi partecipare a un programma di attività fisica in palestra, in un parco oppure online. Dovresti seguire le istruzioni su come utilizzare il programma di attività fisica in modo efficace, ad esempio scegliere un'attività che ti piace, iniziare lentamente e gradualmente, riscaldarsi e raffreddarsi e rimanere idratati. Dovresti anche chiedere supporto al tuo medico, al personale sanitario, alla famiglia, agli amici o ad altre fonti, come istruttori, allenatori o comunità online, per aiutarti ad aumentare la tua attività fisica e il tuo esercizio.

- **Programma di gestione dello stress.** Un programma di gestione dello stress è un programma che ti aiuta a far fronte allo stress e alle emozioni. Puoi partecipare a un programma di gestione dello stress in una clinica, in un ospedale o online, come raccomandato dal tuo medico. Dovresti seguire le istruzioni su come utilizzare il programma di gestione dello stress in modo efficace, come identificare ed evitare i fattori di stress, praticare tecniche di rilassamento, esprimere i tuoi sentimenti e cercare aiuto quando necessario. Dovresti anche chiedere supporto al tuo medico, al team sanitario, alla famiglia, agli amici o ad altre fonti, come gruppi di supporto, consulenti o comunità online, per aiutarti a gestire lo stress e le emozioni.

Azioni e scelte per ridurre i fattori di rischio delle malattie cardiache

Per ridurre i fattori di rischio delle malattie cardiache, è necessario agire e fare scelte a beneficio del cuore e della salute, con l'aiuto del medico e del team sanitario. Puoi utilizzare vari metodi e strumenti per agire e fare scelte, come ad esempio:

- **Farmaci.** I farmaci sono farmaci che aiutano ad abbassare la pressione sanguigna, il colesterolo nel sangue, lo zucchero nel sangue o la coagulazione del sangue e a prevenire o trattare le complicanze. Puoi assumere i farmaci prescritti dal medico e monitorare i sintomi e gli effetti collaterali. Non dovresti interrompere o modificare i farmaci senza consultare il medico. Dovresti anche informare il tuo medico di allergie, intolleranze o interazioni con farmaci.

- **Cambiamenti nello stile di vita.** I cambiamenti dello stile di vita sono le modifiche che apporti alle tue abitudini e ai tuoi comportamenti, come smettere di fumare, limitare l'alcol, mangiare sano, essere attivo e gestire lo stress. Puoi apportare modifiche allo stile di vita seguendo i consigli del tuo medico e del team sanitario e monitorare i tuoi progressi e i risultati. Non dovresti apportare cambiamenti drastici o irrealistici che potrebbero danneggiare la tua salute o il tuo benessere. Dovresti anche chiedere aiuto al tuo medico, all'équipe sanitaria, alla famiglia, agli amici o ad altre fonti, come gruppi di supporto, consulenti o comunità online, per aiutarti ad apportare e mantenere cambiamenti nello stile di vita.

- **Educazione e consapevolezza.** L'educazione e la consapevolezza sono la conoscenza e la comprensione che ti aiutano a prendere decisioni informate e ad agire per la tua salute e la prevenzione. Puoi istruirti e renderti consapevole cercando informazioni e consigli dal tuo medico e dal tuo team sanitario, nonché da altre fonti affidabili, come libri, siti Web o organizzazioni, per aiutarti a conoscere i tuoi fattori di rischio di malattie cardiache e come gestirli. ridurli. Puoi anche essere consapevole dei segni e dei sintomi di complicazioni, come dolore toracico, mancanza di respiro o palpitazioni, e consultare immediatamente un medico se si verificano. Puoi anche essere consapevole dei fattori che possono influenzare la funzionalità e la salute del tuo cuore, come la dieta, lo stile di vita, i farmaci e le cure di follow-up, e seguire le istruzioni e le raccomandazioni del tuo medico.

Gestire i fattori di rischio delle malattie cardiache è uno dei modi più efficaci per migliorare la salute cardiovascolare e prevenire complicazioni e recidive dopo un intervento chirurgico alla valvola cardiaca. I fattori di rischio per le malattie cardiache sono le condizioni o i comportamenti che aumentano la possibilità di sviluppare o peggiorare la malattia cardiaca. Alcuni fattori di rischio di malattie cardiache sono modificabili, il che significa che puoi modificarli o controllarli, come il fumo, l'ipertensione o il colesterolo alto.

Alimentazione ed esercizio fisico per la salute del cuore

L'alimentazione e l'esercizio fisico sono due dei fattori più critici per la salute cardiovascolare. L'alimentazione e l'esercizio fisico possono aiutarti a prevenire o gestire le malattie cardiache, ridurre il rischio di complicanze e recidive dopo un intervento chirurgico alla valvola cardiaca e migliorare la qualità della vita. L'alimentazione e l'esercizio fisico possono anche aiutarti a controllare il peso, la pressione sanguigna, il colesterolo, la glicemia e l'infiammazione, tutti fattori di rischio comuni per le malattie cardiache.

Le seguenti informazioni ti aiuteranno a comprendere i benefici e le linee guida dell'alimentazione e dell'esercizio fisico per la salute del cuore, descriveranno come pianificare e prepararti per l'alimentazione e l'esercizio fisico per la salute del cuore e ti consentiranno di agire e fare scelte adatte alle tue esigenze e ai tuoi obiettivi.

Benefici e linee guida di nutrizione ed esercizio fisico per la salute del cuore

L'alimentazione e l'esercizio fisico per la salute del cuore possono avere molti benefici, tra cui:

- Rafforzare il cuore, i muscoli e le ossa e migliorare la circolazione sanguigna, l'apporto di ossigeno e il metabolismo.
- Ridurre la pressione sanguigna, il colesterolo nel sangue, lo zucchero nel sangue e l'infiammazione e prevenire o trattare

complicazioni come infezioni, sanguinamento, aritmia o problemi alle valvole.

- Migliorare il tuo umore, energia, fiducia e felicità e ridurre stress, ansia, depressione e noia.
- Supportare il tuo sviluppo personale e professionale e consentirti di riprendere le tue normali attività, come lavoro, tempo libero, hobby e interazioni sociali.

Anche l'alimentazione e l'esercizio fisico per la salute del cuore possono seguire alcune linee guida generali, come:

- Seguire una dieta equilibrata e varia che privilegi frutta, verdura, cereali integrali, proteine magre, grassi sani e liquidi e limiti sale, zucchero, grassi saturi e alcol.
- Essere fisicamente attivi ed esercitarsi per almeno 150 minuti a settimana, con attività di intensità moderata e vigorosa, come camminare, fare jogging, andare in bicicletta, nuotare o aerobica.

- Seguire un processo graduale e sicuro per riprendere l'alimentazione e l'esercizio fisico per la salute del cuore, sotto la guida del medico e del team di riabilitazione cardiaca.
- Ascolta il tuo corpo e fermati o riposati se ti senti stanco, stordito o senza fiato.

Pianificare e prepararsi per l'alimentazione e l'esercizio fisico per la salute del cuore.

Per godere dei benefici e seguire le linee guida sull'alimentazione e sull'esercizio fisico per la salute del cuore, è necessario pianificare e prepararsi al processo con l'aiuto del medico e del team sanitario. È possibile utilizzare i seguenti passaggi per pianificare e prepararsi all'alimentazione e all'esercizio fisico per la salute del cuore:

- **Valuta la tua situazione attuale.** Puoi valutare la tua attuale condizione fisica, mentale ed emotiva e identificare i tuoi punti di forza e di debolezza, i tuoi bisogni e le tue sfide, le tue priorità e preferenze. Puoi anche rivedere la tua alimentazione pre-operatoria e le tue abitudini di esercizio fisico e determinare quali sono utili e piacevoli per te e quali no.

- **Stabilisci obiettivi realistici e raggiungibili.** Puoi impostare obiettivi a breve e lungo termine per l'alimentazione e l'esercizio fisico per la salute del cuore in base alla tua situazione attuale e ai valori e alle aspirazioni personali. Puoi rendere i tuoi obiettivi specifici, misurabili, raggiungibili, pertinenti e limitati nel tempo e scriverli o condividerli con qualcuno. Puoi anche monitorare i tuoi progressi e celebrare i tuoi risultati.

- **Cerca aiuto e supporto.** Puoi chiedere aiuto e supporto al tuo medico e al tuo team sanitario, nonché alla tua famiglia, ai tuoi amici o ad altre fonti, come gruppi di supporto, consulenti o comunità online. Puoi chiedere aiuto o consigli su come pianificare e prepararti per l'alimentazione e l'esercizio fisico per la salute del cuore e su come affrontare eventuali difficoltà o sfide. Puoi anche dare feedback e apprezzamento a coloro che ti aiutano e ti supportano.

Scelte e preferenze per l'alimentazione e l'esercizio fisico per la salute del cuore

Sei responsabile della partecipazione alla tua alimentazione e dell'esercizio fisico per la salute del cuore. Puoi scegliere ed esprimere preferenze in base alle migliori informazioni disponibili e ai tuoi valori e obiettivi. Alcune delle scelte e preferenze che puoi fare sono:

- Scegliere gli alimenti e le bevande che si desidera consumare. Puoi scegliere gli alimenti e le bevande che desideri consumare in base ai tuoi interessi, gusti e obiettivi. Puoi anche scegliere cibi e bevande che sono nutrienti e deliziosi per te ed evitare cibi e bevande che sono dannosi o spiacevoli per te. Puoi anche provare nuovi cibi e bevande o modificare quelli esistenti per adattarli alle tue esigenze e preferenze.
- Scegliere le attività e gli esercizi che si desidera eseguire. Puoi scegliere le attività e

gli esercizi che desideri svolgere in base ai tuoi interessi, passioni e obiettivi. Puoi anche scegliere le attività e gli esercizi che sono utili e divertenti per te ed evitare le attività e gli esercizi che sono dannosi o stressanti per te. Puoi anche provare nuove attività ed esercizi o modificare quelli esistenti per adattarli alle tue esigenze e capacità.

- Scegliere il ritmo e i tempi della propria alimentazione ed esercizio fisico per la salute del cuore. Puoi scegliere il ritmo e i tempi della tua alimentazione e dell'esercizio fisico per la salute del cuore in base alle tue condizioni, ai tuoi progressi e al tuo comfort. Puoi anche scegliere un ritmo e una tempistica realistici e flessibili e modificarli secondo necessità. Puoi anche rispettare i tuoi limiti e non paragonarti agli altri o a te stesso prima dell'intervento.

- Scegliere le persone con cui condividere la tua alimentazione e il tuo esercizio fisico per la salute del cuore. Puoi scegliere le persone con cui desideri condividere la tua alimentazione e l'esercizio fisico per la salute del cuore in base alle tue relazioni, aspettative e compatibilità. Puoi anche scegliere persone che ti sostengono e incoraggiano ed evitare quelle negative o esigenti. Puoi anche comunicare le tue esigenze e preferenze alle persone con cui condividi la tua alimentazione e l'esercizio fisico per la salute del cuore e rispettare le loro esigenze e preferenze.

L'alimentazione e l'esercizio fisico sono due dei fattori più importanti per la salute cardiovascolare. L'alimentazione e l'esercizio fisico possono aiutarti a prevenire o gestire le malattie cardiache, ridurre il rischio di complicanze e recidive dopo un intervento chirurgico alla valvola cardiaca e migliorare la qualità della vita. L'alimentazione e l'esercizio fisico possono anche aiutarti a controllare il peso, la pressione sanguigna, il colesterolo, la glicemia e l'infiammazione, tutti fattori di rischio comuni per le malattie cardiache.

Tecniche di gestione e stress

Le tecniche di gestione dello stress sono metodi e strumenti che aiutano ad affrontare lo stress e le emozioni dopo un intervento chirurgico alla valvola cardiaca. Lo stress e le emozioni sono sentimenti e reazioni che influenzano il tuo umore, il tuo comportamento e il tuo benessere. Potresti provare stress ed emozioni dopo un intervento chirurgico alla valvola cardiaca, come ansia, depressione, rabbia o dolore, mentre affronti la tua condizione, l'intervento chirurgico e il recupero.

Lo stress e le emozioni possono influenzare la funzionalità e la salute del cuore e aumentare il rischio di complicanze e recidive. Lo stress e le emozioni possono anche influenzare le scelte del tuo stile di vita, come fumare, bere, mangiare o dormire. Lo stress e le emozioni possono anche influenzare la guarigione della ferita e la funzione della valvola dopo un intervento chirurgico alla valvola cardiaca.

Le seguenti informazioni ti aiuteranno a comprendere i vantaggi e i tipi di tecniche di gestione dello stress, descriveranno come puoi praticare e applicare le tecniche di gestione dello stress e ti consentiranno di agire e fare scelte adatte alle tue esigenze e ai tuoi obiettivi.

Vantaggi e tipi di tecniche di gestione dello stress

Le tecniche di gestione dello stress possono avere molti vantaggi, come ad esempio:

- Ridurre la pressione sanguigna, la frequenza cardiaca e l'infiammazione previene o tratta complicazioni come infezioni, sanguinamento, aritmia o problemi alle valvole.
- Migliorare il tuo umore, energia, fiducia e felicità e ridurre stress, ansia, depressione e noia.
- Supportare il tuo sviluppo personale e professionale e consentirti di riprendere le tue normali attività, come lavoro, tempo libero, hobby e interazioni sociali.

Le tecniche di gestione dello stress possono anche essere classificate in due tipi a seconda di come affrontano la fonte o la risposta allo stress:

- **Coping focalizzato sul problema.** Il coping focalizzato sul problema è una tecnica di gestione dello stress che mira a modificare o eliminare la fonte dello stress, come una sfida o una minaccia. Il coping focalizzato sul problema implica identificare ed evitare fattori di stress, trovare soluzioni o alternative, stabilire obiettivi e priorità e assumere azioni e responsabilità. Il coping focalizzato sul problema può aiutarti a ritrovare il controllo e la fiducia e a ridurre o prevenire lo stress.

- **Coping focalizzato sulle emozioni.** Il coping focalizzato sulle emozioni è una tecnica di gestione dello stress che mira a modificare o regolare la risposta allo stress, come un sentimento o una reazione. Il coping incentrato sulle emozioni può comportare l'espressione e l'accettazione dei propri sentimenti, la ricerca di supporto e conforto, la pratica di tecniche di rilassamento, l'impegno in attività piacevoli e la riformulazione della propria prospettiva. Il coping focalizzato sulle emozioni può aiutarti a calmare la mente e il corpo e ad affrontare lo stress.

Azioni e scelte per le tecniche di gestione dello stress

Hai il diritto e la responsabilità di partecipare alla gestione dello stress. Puoi agire e fare scelte in base alle migliori informazioni disponibili, ai tuoi valori e obiettivi. Alcune delle azioni e scelte che puoi fare sono:

- Scegliere le tecniche di gestione dello stress che si desidera utilizzare. Puoi scegliere le tecniche di gestione dello stress che desideri utilizzare in base ai tuoi interessi, passioni e obiettivi. Puoi anche scegliere le tecniche di gestione dello stress che sono utili e divertenti per te ed evitare le tecniche di gestione dello stress che sono dannose o stressanti per te. Puoi anche provare nuove tecniche di gestione dello stress o modificare quelle esistenti per adattarle alle tue esigenze e preferenze.

- Scegliere il ritmo e i tempi della gestione dello stress. Puoi scegliere il ritmo e i tempi della gestione dello stress in base alle tue condizioni, ai tuoi progressi e al tuo comfort. Puoi anche scegliere un ritmo e una tempistica realistici e flessibili e modificarli secondo necessità. Puoi anche rispettare i tuoi limiti e non paragonarti agli altri o a te stesso prima dell'intervento.

- Scegliere le persone con cui condividere la gestione dello stress. Puoi scegliere le persone con cui condividere la gestione dello stress in base alle tue relazioni, aspettative e compatibilità. Puoi anche scegliere persone che ti sostengono e incoraggiano ed evitare quelle negative o esigenti. Puoi anche comunicare le tue esigenze e preferenze alle persone con cui condividi la gestione dello stress e rispettare anche le loro esigenze e preferenze.

Le tecniche di gestione dello stress sono metodi e strumenti che aiutano ad affrontare lo stress e le emozioni dopo un intervento chirurgico alla valvola cardiaca. Lo stress e le emozioni sono sentimenti e reazioni che influenzano il tuo umore, il tuo comportamento e il tuo benessere. Potresti provare stress ed emozioni dopo un intervento chirurgico alla valvola cardiaca, come ansia, depressione, rabbia o dolore, mentre affronti la tua condizione, l'intervento chirurgico e il recupero.

Lo stress e le emozioni possono influenzare la funzionalità e la salute del cuore e aumentare il rischio di complicanze e recidive. Lo stress e le emozioni possono anche influenzare le scelte del tuo stile di vita, come fumare, bere, mangiare o dormire. Lo stress e le emozioni possono anche influenzare la guarigione della ferita e la funzione della valvola dopo un intervento chirurgico alla valvola cardiaca.

Integratori e terapie alternative

Gli integratori e le terapie alternative sono prodotti e pratiche che non fanno parte della medicina convenzionale standard ma vengono utilizzati per migliorare la salute e il benessere. Gli integratori e le terapie alternative possono includere vitamine, minerali, erbe, integratori alimentari o medicine complementari e alternative, come l'omeopatia, l'ayurveda, lo yoga, il tai chi, la meditazione, l'agopuntura o il massaggio.

Alcune persone con malattie cardiache o dopo un intervento chirurgico alla valvola cardiaca possono utilizzare integratori e terapie alternative per prevenire o gestire i sintomi, ridurre il rischio di complicanze e recidive e migliorare la qualità della vita. Gli integratori e le terapie alternative possono avere alcuni vantaggi, come:

- Fornire nutrienti o sostanze che possono supportare la funzione e la salute del cuore, come acidi grassi omega-3, coenzima Q10, vitamina D o magnesio.

- Ridurre la pressione sanguigna, il colesterolo nel sangue, lo zucchero nel sangue o l'infiammazione e prevenire o trattare complicazioni come infezioni, sanguinamento, aritmia o problemi alle valvole.

- Migliorare il tuo umore, energia, fiducia e felicità e ridurre stress, ansia, depressione e noia.

Tuttavia, gli integratori e le terapie alternative possono comportare anche alcuni rischi, tra cui:

- Interagire con i farmaci o altri integratori e causare effetti avversi, come sanguinamento, coagulazione o aritmia.
- Essere contaminati, etichettati erroneamente o fraudolenti e contenere ingredienti dannosi, come metalli pesanti, pesticidi o farmaci.
- Essere inefficaci o avere prove insufficienti o contrastanti a sostegno delle loro affermazioni fa perdere tempo, denaro o salute.

Le seguenti informazioni ti aiuteranno a comprendere i benefici e i rischi degli integratori e delle terapie alternative, descriveranno come valutare e utilizzare gli integratori e le terapie alternative in modo sicuro ed efficace e ti consentiranno di agire e fare scelte adatte alle tue esigenze e ai tuoi obiettivi.

Benefici e rischi degli integratori e delle terapie alternative

Gli integratori e le terapie alternative possono avere benefici e rischi diversi, a seconda del tipo, della dose, della qualità e della fonte del prodotto o della pratica, nonché della condizione, dei farmaci e dello stile di vita. Alcuni esempi di integratori e terapie alternative che possono avere benefici e rischi per la salute del cuore sono:

- **Acidi grassi omega-3.** Gli acidi grassi Omega-3 sono i grassi essenziali che il tuo corpo non può produrre e ha bisogno di ottenere dal cibo o dagli integratori. Gli acidi grassi Omega-3 possono aiutare a ridurre i trigliceridi, la pressione sanguigna e l'infiammazione e migliorare la funzione e la salute del cuore. Tuttavia, gli acidi grassi omega-3 possono anche interagire con gli anticoagulanti e aumentare il rischio di sanguinamento o lividi. Gli acidi grassi Omega-3 possono anche causare effetti collaterali come sapore di pesce, eruttazione o nausea.

- **Coenzima Q10.** Il coenzima Q10, o CoQ10, è una sostanza prodotta dal tuo corpo e puoi anche ottenerla dal cibo o dagli integratori. Il CoQ10 può aiutare le tue cellule a produrre energia e proteggere il tuo cuore dallo stress ossidativo e dai danni. Tuttavia, il CoQ10 può anche interagire con gli anticoagulanti e ridurne l'efficacia. Il CoQ10 può causare effetti collaterali, come mal di testa, vertigini o disturbi di stomaco.

- **Vitamina D.** La vitamina D è una vitamina che il tuo corpo produce quando esposto alla luce solare; puoi anche ottenerlo dal cibo o dagli integratori. La vitamina D può aiutare il corpo ad assorbire il calcio e sostenere la salute delle ossa, dei muscoli e del sistema immunitario. Tuttavia, la vitamina D può anche interagire con gli integratori di calcio e causare livelli elevati di calcio nel sangue, danneggiando cuore e reni. La vitamina D può anche causare effetti collaterali come nausea, vomito o costipazione.

- **Magnesio.** Il magnesio è un minerale di cui il tuo corpo ha bisogno per molte funzioni e puoi ottenerlo dal cibo o dagli integratori. Il magnesio può aiutare a regolare il ritmo cardiaco, la pressione sanguigna e i livelli di zucchero nel sangue e prevenire o trattare complicazioni come l'aritmia o un problema valvolare. Tuttavia, il magnesio può anche interagire con alcuni farmaci, come antibiotici, diuretici o farmaci per la pressione sanguigna, e influenzarne l'assorbimento o l'azione. Il magnesio può anche causare effetti collaterali come diarrea, crampi o nausea.

- **Yoga.** Lo yoga è una pratica che prevede pose fisiche, esercizi di respirazione e meditazione e puoi farlo a casa, in studio o online. Lo yoga può aiutarti a rilassare la mente e il corpo e a ridurre lo stress, l'ansia, la depressione e la noia. Lo yoga può anche aiutarti a migliorare la flessibilità, la forza e l'equilibrio e ad abbassare la pressione sanguigna e la frequenza cardiaca. Tuttavia, lo yoga può anche causare infortuni, come distorsioni, stiramenti o fratture, se non viene praticato correttamente o in modo sicuro. Lo yoga può anche essere inappropriato o dannoso per alcune persone, come quelle con pressione alta, glaucoma o osteoporosi.

- **Tai Chi.** Il Tai Chi è una pratica che prevede movimenti lenti e delicati, esercizi di respirazione e meditazione e puoi praticarla a casa, in un parco o online. Il Tai Chi può aiutarti a rilassare la mente e il corpo e a ridurre lo stress, l'ansia, la depressione e la noia. Il Tai Chi può anche aiutarti a migliorarc la flessibilità, la forza e l'equilibrio e ad abbassare la pressione sanguigna e la frequenza cardiaca. Tuttavia, il Tai Chi può anche causare lesioni, come distorsioni, stiramenti o fratture, se non viene eseguito correttamente o in modo sicuro. Il Tai Chi può anche essere inappropriato o dannoso per alcune persone, come quelle con problemi di equilibrio, dolori articolari o patologie cardiache.

- **Agopuntura.** L'agopuntura è una pratica che prevede l'inserimento di aghi sottili in punti specifici del corpo, operazione che puoi eseguire in clinica o in ospedale. L'agopuntura può aiutare ad alleviare il dolore, l'infiammazione e lo stress e migliorare la circolazione sanguigna e il sistema immunitario. Tuttavia, l'agopuntura può anche causare infezioni, sanguinamento o lividi se gli aghi non sono sterili o inseriti correttamente. L'agopuntura può anche essere inefficace o dannosa per alcune persone, come quelle con disturbi emorragici, pacemaker o infezioni.

Valutare e utilizzare integratori e terapie alternative in modo sicuro ed efficace.

Per valutare e utilizzare integratori e terapie alternative in modo sicuro ed efficace, consulta il tuo medico e il personale sanitario prima di iniziare o interrompere qualsiasi prodotto o pratica e segui i loro consigli e istruzioni. Puoi anche utilizzare i seguenti suggerimenti per valutare e utilizzare integratori e terapie alternative in modo sicuro ed efficace:

- **Fai le tue ricerche.** Puoi ricercare gli integratori e le terapie alternative che ti interessano e cercare fonti di informazioni affidabili e imparziali, come libri, siti Web o organizzazioni, che forniscono prove scientifiche, recensioni o valutazioni. Puoi anche confrontare benefici e rischi, costi e disponibilità, qualità e sicurezza dei prodotti o delle pratiche e scegliere quelli che si adattano alle tue esigenze e ai tuoi obiettivi.

- **Scegliere il ritmo e i tempi della gestione dello stress.** Puoi scegliere il ritmo e i tempi della gestione dello stress in base alle tue condizioni, ai tuoi progressi e al tuo comfort. Puoi anche scegliere un ritmo e una tempistica realistici e flessibili e modificarli secondo necessità. Puoi anche rispettare i tuoi limiti e non paragonarti agli altri o a te stesso prima dell'intervento.

- **Scegliere le persone con cui condividere la gestione dello stress.** Puoi scegliere le persone con cui condividere la gestione dello stress in base alle tue relazioni, aspettative e compatibilità. Puoi anche scegliere persone che ti sostengono e incoraggiano ed evitare quelle negative o esigenti. Puoi anche comunicare le tue esigenze e preferenze alle persone con cui condividi la gestione dello stress e rispettare anche le loro esigenze e preferenze.

Gli integratori e le terapie alternative sono prodotti e pratiche che non fanno parte della medicina convenzionale standard ma vengono utilizzati per migliorare la salute e il benessere.

Alcune persone con malattie cardiache o dopo un intervento chirurgico alla valvola cardiaca possono utilizzare integratori e terapie alternative per prevenire o gestire i sintomi, ridurre il rischio di complicanze e recidive e migliorare la qualità della vita. Gli integratori e le terapie alternative possono avere alcuni vantaggi, come:

- Fornire nutrienti o sostanze che possono supportare la funzione e la salute del cuore, come acidi grassi omega-3, coenzima Q10, vitamina D o magnesio.
- Ridurre la pressione sanguigna, il colesterolo nel sangue, lo zucchero nel sangue o l'infiammazione e prevenire o trattare complicazioni come infezioni,

sanguinamento, aritmia o problemi alle valvole.

- Migliorare il tuo umore, energia, fiducia e felicità e ridurre stress, ansia, depressione e noia.

Tuttavia, gli integratori e le terapie alternative possono comportare anche alcuni rischi, tra cui:

- Interagire con i farmaci o altri integratori e causare effetti avversi, come sanguinamento, coagulazione o aritmia.

- Essere contaminati, etichettati erroneamente o fraudolenti e contenere ingredienti dannosi, come metalli pesanti, pesticidi o farmaci.

- Essere inefficaci o avere prove insufficienti o contrastanti a sostegno delle loro affermazioni fa perdere tempo, denaro o salute.

Per valutare e utilizzare integratori e terapie alternative in modo sicuro ed efficace, consulta il tuo medico e il personale sanitario prima di iniziare o interrompere qualsiasi prodotto o pratica e segui i loro consigli e istruzioni. Puoi anche utilizzare i seguenti suggerimenti per valutare e utilizzare integratori e terapie alternative in modo sicuro ed efficace:

- **Fai le tue ricerche.** Puoi ricercare gli integratori e le terapie alternative che ti interessano e cercare fonti di informazioni affidabili e imparziali, come libri, siti Web o organizzazioni, che forniscono prove scientifiche, recensioni o valutazioni. Puoi anche confrontare benefici e rischi, costi e disponibilità, qualità e sicurezza dei prodotti o delle pratiche e scegliere quelli che si adattano alle tue esigenze e ai tuoi obiettivi.

- **Inizia basso e vai piano.** È possibile iniziare con una dose o una frequenza bassa dell'integratore o di una terapia alternativa e aumentarla gradualmente secondo necessità e tolleranza. Puoi anche monitorare la tua risposta e gli effetti collaterali e interrompere o modificare l'integratore o la terapia alternativa se riscontri problemi o disagio. Puoi anche informare il tuo medico e il personale sanitario di eventuali modifiche o problemi con l'integratore o la terapia alternativa.

- **Tenere un registro.** Puoi tenere un registro degli integratori e delle terapie alternative che utilizzi e includere nome, dose, frequenza, durata, motivo ed effetto di ciascun prodotto o pratica. Puoi anche condividere la tua cartella clinica con il tuo medico e il personale sanitario e aggiornarli regolarmente. Puoi anche rivedere periodicamente la tua cartella clinica e valutare i benefici e i rischi degli integratori e delle terapie alternative che utilizzi.

Gli integratori e le terapie alternative sono prodotti e pratiche che non fanno parte della medicina convenzionale standard ma vengono utilizzati per migliorare la salute e il benessere. Gli integratori e le terapie alternative possono presentare alcuni benefici e rischi, a seconda del tipo, della dose, della qualità e della fonte del prodotto o della pratica, nonché della condizione, dei farmaci e dello stile di vita.

Capitolo 6

Vivere bene con la malattia della valvola cardiaca

Stabilire obiettivi e traguardi

Dopo aver attraversato la diagnosi, il trattamento e il recupero per una condizione della valvola cardiaca, ora entri nella fase a lungo termine della convivenza con la valvola riparata o sostituita. Ciò richiederà di modificare le tue prospettive, le tue priorità e il tuo stile di vita per supportare la tua valvola e mantenere la tua salute.

Impegnandoti nella cura di te stesso e in un atteggiamento positivo, puoi prosperare e goderti appieno la vita, anche con una condizione della valvola cardiaca. Ecco alcuni suggerimenti per stabilire e raggiungere obiettivi, celebrare traguardi importanti e trovare nuovi significati per andare avanti.

- **Stabilisci obiettivi piccoli e grandi.**

  Dopo il trattamento, è normale sentirsi scoraggiati per non poter tornare immediatamente ai normali livelli di attività. Stabilire obiettivi piccoli, gestibili e a breve termine ti dà un senso di progresso e motivazione. Cerca di camminare 5 minuti al giorno, quindi aumenta di 5 minuti a settimana. Oppure impegnati a fare le scale una volta questa settimana e due volte la prossima settimana. Datti credito per ogni risultato raggiunto prima di fissare un altro mini-obiettivo.

  Avere obiettivi più ampi e a lungo termine aiuta anche a fornire direzione e speranza. Sogna in grande, giocando a golf a nove buche, partendo per un viaggio memorabile, partecipando a un matrimonio di famiglia o tornando al lavoro. Suddividi un grande obiettivo in passaggi più piccoli nel tempo.

Condividi i tuoi obiettivi con i tuoi cari per mantenerti responsabile. Festeggia quando raggiungi un traguardo importante.

- **Rimani positivo e sii paziente.**

  È fondamentale rimanere pazienti con i propri limiti dopo l'intervento chirurgico alla valvola, non paragonarsi agli altri e concentrarsi sui progressi compiuti. I progressi saranno graduali. Alcuni giorni saranno più facili di altri. Non lasciarti scoraggiare da battute d'arresto temporanee. Rifletti sui risultati raggiunti finora piuttosto che su ciò che sembra ancora irraggiungibile. Modificare gli obiettivi secondo necessità mantenendo un atteggiamento "si può fare". Ascolta le indicazioni del tuo medico sulle tempistiche delle attività sicure. Con uno sforzo costante, continuerai a migliorare.

- **Trova significato e scopo.**

  Per molti, sottoporsi ad un intervento chirurgico alla valvola cardiaca e al recupero infonde un rinnovato senso di scopo. Usa questa seconda possibilità per trovare modi significativi per trascorrere del tempo, restituire qualcosa o essere presente con i tuoi cari. Fai volontariato nella tua comunità, coltiva un hobby a lungo trascurato o apprendi una nuova abilità. Riscopri le attività che ti danno gioia e arricchiscono la tua vita. Condividi la tua esperienza di paziente per educare gli altri che affrontano situazioni simili. Vivere con intenzione al servizio dei propri valori fornisce soddisfazione.

- **Rendi la cura di te stesso una priorità.** Prendersi cura della propria salute fisica e mentale dovrebbe ora diventare una priorità assoluta. Ciò potrebbe significare dire no agli impegni che causano eccessivo stress o affaticamento. Proteggi la tua energia emotiva, limita il tempo con le persone negative e fai spazio a relazioni edificanti. Tieni il passo con i farmaci, l'esercizio fisico, i pasti nutrienti e le visite dal medico. Ascolta la tua mente e il tuo corpo. Non trascurare i tuoi bisogni quando ti prendi cura degli altri.

Prenditi del tempo per ricaricarti attraverso attività rilassanti. Gestire la tua salute e il tuo benessere ti consente di convivere bene con la malattia della valvola cardiaca.

Anche se farai alcune concessioni, una condizione della valvola cardiaca non ti impedisce di vivere una vita felice e propositiva. Mantieni la prospettiva, concentrati su ciò che puoi fare rispetto a ciò su cui non puoi gestire i limiti in modo costruttivo e rimani fiducioso e lungimirante. Con una cura di sé concertata, perseveranza e una mentalità positiva, puoi continuare a prosperare in questa fase successiva del tuo viaggio.

Considerazioni su viaggi e tempo libero

Dopo un intervento chirurgico alla valvola cardiaca, una delle domande più grandi è quando potrai riprendere i tuoi hobby preferiti, viaggiare e altre attività ricreative. Anche se il tuo medico ti fornirà linee guida sui tempi appropriati e sulle precauzioni per attività specifiche, puoi goderti gran parte del tuo normale stile di vita con alcuni aggiustamenti. Ascolta il tuo corpo, inizia gradualmente le attività più faticose e usa il buon senso per viaggiare in modo intelligente.

- **Escursioni in città e gite di un giorno.**
  Prima di avventurarti oltre, prova a fare commissioni brevi, visita gli amici e visita la tua città. Inizia con un paio d'ore fuori casa, poi aumenta gradualmente la durata. Porta con te schede di contatto di emergenza e farmaci o dettagli medici. Usa sciarpe, cappelli o crema solare per proteggere le incisioni dall'esposizione al sole. Pianificare le uscite negli orari meno affollati e concedere ampio tempo per i periodi di riposo. Goditi i parchi, i musei, i ristoranti, i negozi e le attrazioni locali mentre ricostruisci la tua resistenza.

- **Esercizio ericreativogli sport.**
  Ritornare all'esercizio fisico e agli sport ricreativi che ti piacciono promuove un immenso benessere mentale e fisico. Inizia lentamente sotto la guida del tuo medico. Camminare, nuotare, yoga, ciclismo, golf ed escursionismo sono attività ideali a basso

impatto dopo l'intervento chirurgico. Attendi almeno due mesi prima di introdurre esercizi ad alta intensità che coinvolgono pesi, pliometria o cardio pesante. Ascolta il tuo corpo e fermati se senti dolore o vertigini. Rimani ben idratato e indossa la protezione solare. Modifica lo sport facendo delle pause, diminuendo il tempo o l'intensità o scegliendo versioni meno faticose.

- **Ariaviaggio.**

La maggior parte dei pazienti può riprendere il viaggio aereo 3-4 settimane dopo l'intervento chirurgico alla valvola cardiaca, salvo diversamente consigliato dal chirurgo. Se necessario, richiedi assistenza per sedie a rotelle tramite l'aeroporto. Evitare di sollevare borse pesanti; utilizzare bagagli compatti con ruote. Indossa calze a compressione per prevenire il gonfiore alle gambe e alzati periodicamente per fare stretching sui voli lunghi. Rimani idratato. Informa gli agenti TSA con discrezione del tuo intervento chirurgico e porta con te la documentazione sui dispositivi impiantati. Pianifica un controllo dopo il viaggio per assicurarti di averlo tollerato bene.

- **Campeggio, canottaggio e gite in spiaggia.**
  Le fughe nella natura sono meravigliosi antistress ma richiedono una certa preparazione. Dai priorità alle destinazioni riposanti rispetto a quelle ricche di azione. Utilizzare cabine camper o camper per evitare il disagio della tenda. Selezionare cabine vicino ai servizi igienici per limitare le passeggiate notturne. Imballa alimenti che non richiedono un lungo lavoro di preparazione o cottura. Nelle spiagge e nelle piscine, mantieniti idratato e usa l'ombra e la protezione solare. Attendere sei settimane prima di andare in barca per evitare il rischio di infezioni batteriche. Indossare giubbotti di salvataggio a bordo. Ascolta i limiti del tuo corpo e fai delle pause secondo necessità.

Con il contributo del tuo medico, puoi riprendere con cura i viaggi e le attività ricreative preziose che arricchiscono la tua vita. La chiave è rientrare gradualmente in queste situazioni, adottare misure preventive, preparare le scorte mediche e rimanere flessibili se è necessario modificare i piani in base ai propri sentimenti. Pazienza, preparazione e cautela ti permetteranno di esplorare di nuovo il mondo.

Prospettive a lungo termine

Una volta che ti sarai ripreso dall'intervento chirurgico alla valvola cardiaca, sposterai la tua attenzione sulla lunga strada che ti attende prima di vivere con la valvola riparata o sostituita. Pur incorporando alcuni cambiamenti nello stile di vita, la maggior parte dei pazienti può godere di una migliore qualità della vita e longevità rispetto a prima dell'intervento chirurgico. Tuttavia, anni dopo potrebbero verificarsi problemi alle valvole e al cuore. Mantenere le cure di follow-up, gestire i fattori di salute e segnalare i sintomi è fondamentale per le tue prospettive a lungo termine.

- **La durata delle valvole riparate o sostituite.**

  Le valvole biologiche ricavate da tessuto animale o la valvola polmonare durano in genere 10-20 anni prima di dover essere sostituite. Le valvole meccaniche realizzate con polimeri o metalli durevoli possono spesso durare una vita a meno che non si sviluppino coaguli di sangue. Parla con il tuo cardiologo della durata prevista della tua valvola specifica. Alcuni pazienti potrebbero sopravvivere alle loro valvole e richiedere un ulteriore intervento di sostituzione più avanti nella vita.

- **Cure di follow-up continue.**

  Aspettatevi di vedere il vostro cardiologo ogni anno per il resto della vostra vita. Inizialmente potresti aver bisogno di appuntamenti con una frequenza pari a ogni 3-6 mesi. Le visite di routine prevedono un esame fisico, l'ascolto della valvola, l'ECG, le analisi del sangue e talvolta test di imaging. Segnalare immediatamente eventuali sintomi preoccupanti tra una visita e l'altra. Alcuni pazienti necessitano di antibiotici a lungo termine prima del lavoro dentale per prevenire l'infezione. Rimani diligente con i farmaci e le modifiche dello stile di vita.

- **Potenziali complicazioni a lungo termine.**

  Anche una valvola sostituita con successo può sviluppare problemi anni dopo, come coaguli di sangue, perdite intorno alla valvola, stenosi, ispessimento della valvola o calcificazione da tessuto cicatrizzato, infezioni e aritmie. Raramente, nel tempo può emergere anche un nuovo problema con altre valvole cardiache. Il rischio aumenta se fumi, sei obeso, hai il diabete o la pressione alta o non prendi anticoagulanti come indicato. Segnala eventuali sintomi improvvisi al tuo medico. Potrebbero essere necessarie procedure aggiuntive.

- **Impatto emotivo.**

  Una certa ansia per il futuro è normale dopo un intervento chirurgico alla valvola.

Riconosci quando la preoccupazione diventa eccessiva e chiedi assistenza. Concentrati solo su ciò che puoi controllare: abitudini di vita e monitoraggio attento. Mantenere un'interazione sociale regolare, hobby appaganti e un senso di scopo. Informati sulla salute del tuo cuore. Sii vigile ma ottimista e vivi ogni giorno al massimo. La tua prospettiva influisce sulla qualità della tua vita tanto quanto sulla tua salute fisica.

Seguendo le raccomandazioni del medico, puoi aspettarti di godere di longevità insieme a maggiore energia e benessere per decenni dopo l'intervento chirurgico alla valvola. Sebbene i rischi permangano, i miglioramenti nella progettazione della valvola e nella tecnica chirurgica offrono eccellenti risultati a lungo termine.

Conclusione

Se sei arrivato a questo capitolo finale, ora hai una conoscenza approfondita delle malattie delle valvole cardiache, dall'anatomia e funzione alla diagnosi, alle opzioni di trattamento, al recupero e ai cambiamenti dello stile di vita a lungo termine. Con questa conoscenza, puoi affrontare frontalmente la malattia valvolare come paziente informato e responsabilizzato.

Abbiamo trattato una grande quantità di informazioni su molteplici argomenti complessi. Allora ricapitoliamo i punti salienti:

1. Le valvole cardiache sono fondamentali per regolare il flusso sanguigno e prevenire il riflusso. Le valvole danneggiate che diventano troppo strette (stenotiche) o allentate

(rigurgito) interrompono la normale funzione cardiovascolare.

2. Le malattie valvolari hanno una vasta gamma di cause sottostanti, dalle disabilità congenite presenti alla nascita all'usura legata all'età. Sintomi come mancanza di respiro, affaticamento, vertigini e gonfiore si verificano quando le valvole perdono la loro capacità di tenuta.

3. Numerosi test aiutano a diagnosticare i problemi della valvola, a individuare i livelli di gravità e a determinare i trattamenti appropriati. Questi includono un ecocardiogramma, cateterismo cardiaco, TAC e risonanza magnetica.

4. I farmaci possono alleviare temporaneamente i sintomi mentre si esplorano opzioni di riparazione o sostituzione della valvola più permanenti. La chirurgia rimane il trattamento gold standard, ma le procedure transcatetere meno invasive rappresentano alternative praticabili per alcuni pazienti.

5. Una comunicazione aperta con il tuo cardiochirurgo è fondamentale per

selezionare l'intervento valvolare ideale in base all'età, all'anatomia, alle comorbidità e allo stile di vita. Il tempo di recupero e le considerazioni variano in base alla procedura.

6. Il post-trattamento si concentra sulla riabilitazione cardiaca, sull'alimentazione, sull'esercizio fisico, sull'aderenza ai farmaci, sui controlli regolari e sulla modifica dei fattori di rischio per supportare la nuova valvola e mantenere la salute del cuore. Sii paziente con i tuoi progressi e i tuoi limiti.

7. Ansia, depressione e altri problemi emotivi sono comuni dopo un intervento chirurgico alla valvola. Se necessario, chiedi una consulenza professionale. Attingi al tuo sistema di supporto, concentrati su obiettivi realizzabili e mantieni la positività per favorire la guarigione.

Sebbene una condizione valvolare presenti inevitabili cambiamenti nella vita, non deve necessariamente diminuire la qualità della vita se trattata adeguatamente e in modo drastico. Abbi fiducia nel tuo team di assistenza, credi nella tua guarigione e confida nella tua capacità di adattamento. Sii gentile con te stesso nei giorni difficili. Anche questo deve passare.

Apprezza l'energia rinnovata e la resistenza che guadagni. Man mano che le tue forze ritornano, riprendi lentamente le tue attività preferite, che si tratti di giardinaggio, golf, trascorrere del tempo con la famiglia o viaggiare. Datti una pacca sulla spalla per i progressi compiuti pur perseguendo nuovi traguardi. Condividi le tue esperienze per educare e ispirare altri pazienti.

Il tuo percorso verso la malattia valvolare ti ha dotato di perseveranza, resilienza, empatia e una nuova prospettiva. Consenti a questa esperienza di aprire la tua mente e il tuo cuore in modi che non avresti mai immaginato. Trova un significato nell'aver affrontato questa sfida. Lascia che ti guidi a riflettere, guarire, apprezzare la vita e viverla più pienamente.

Ora disponi di tutti gli strumenti necessari per mantenere la salute e il funzionamento ottimali del cuore per anni. Ti auguro il meglio mentre ti imbarchi nel tuo prossimo capitolo e sono grato per ogni nuovo battito del cuore.

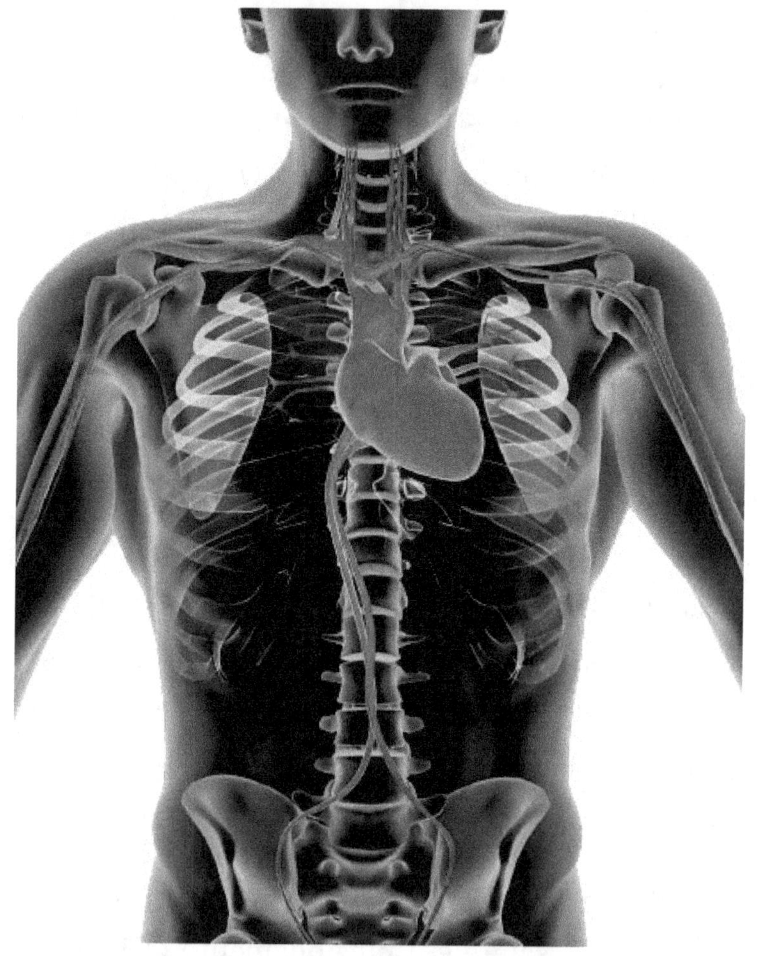

Appendice

L'appendice contiene ulteriori informazioni e risorse che potrebbero esserti utili per saperne di più sulla chirurgia della valvola cardiaca e sulla salute cardiovascolare. L'appendice comprende:

- Un elenco di abbreviazioni e acronimi comuni utilizzati in questo libro e i loro significati.

- Un elenco di termini medici comuni e definizioni relative alla chirurgia della valvola cardiaca e alla salute cardiovascolare.

- Un elenco di fonti e collegamenti online in cui è possibile trovare ulteriori informazioni e supporto sulla chirurgia della valvola cardiaca e sulla salute cardiovascolare.

Glossario

Il glossario contiene le definizioni dei termini e dei concetti chiave utilizzati in questo libro. Il glossario comprende:

- **Chirurgia della valvola cardiaca:** Una procedura chirurgica che ripara o sostituisce una o più delle quattro valvole del cuore, ovvero le valvole mitrale, aortica, tricuspide e polmonare. La chirurgia della valvola cardiaca può migliorare la funzione cardiaca e il flusso sanguigno e prevenire o trattare complicazioni come insufficienza cardiaca, ictus o infezioni.

- **Salute cardiovascolare:** Lo stato del tuo cuore e dei tuoi vasi sanguigni e quanto bene funzionano e forniscono ossigeno e sostanze nutritive al tuo corpo. La salute cardiovascolare può essere influenzata da molti fattori, come età, sesso, genetica, stile di vita e condizioni mediche. La salute cardiovascolare può anche influenzare la salute e il benessere generale e il rischio di sviluppare o peggiorare malattie cardiache e altre malattie.

- **Cardiopatia:** Un termine generale che si riferisce a qualsiasi condizione che colpisce il cuore e i vasi sanguigni e riduce la capacità di funzionare correttamente. Le malattie cardiache possono includere malattia coronarica, malattia della valvola cardiaca, disturbi del ritmo cardiaco, insufficienza cardiaca e difetti cardiaci congeniti. Le malattie cardiache possono causare dolore toracico, mancanza di respiro, palpitazioni o affaticamento. Le malattie cardiache possono anche aumentare il rischio di complicanze, come infarto, ictus o morte.

- **Fattori di rischio per malattie cardiache:** Le condizioni o comportamenti che aumentano la possibilità di sviluppare o peggiorare le malattie cardiache. Alcuni fattori di rischio di malattie cardiache sono modificabili, il che significa che puoi modificarli o controllarli, come il fumo, l'ipertensione o il colesterolo alto. Alcuni fattori di rischio di malattie cardiache non sono modificabili, il che significa che non è possibile modificarli o controllarli, come l'età, il sesso o la storia familiare.

- **Alimentazione ed esercizio fisico:** Questi sono i fattori che coinvolgono il cibo e le bevande che consumi, l'attività fisica e gli esercizi che svolgi per mantenere o migliorare la tua salute e il tuo benessere. L'alimentazione e l'esercizio fisico possono influire sulla salute cardiovascolare e sul rischio di complicanze e recidive dopo un intervento chirurgico alla valvola cardiaca. L'alimentazione e l'esercizio fisico possono anche aiutarti a controllare il peso, la pressione sanguigna, il colesterolo, la glicemia e l'infiammazione, che sono fattori di rischio comuni per le malattie cardiache.

- **Gestione dello stress:** I metodi e gli strumenti che ti aiutano ad affrontare lo stress e le emozioni dopo un intervento chirurgico alla valvola cardiaca. Lo stress e le emozioni sono sentimenti e reazioni che influenzano il tuo umore, il tuo comportamento e il tuo benessere. Potresti provare stress ed emozioni dopo un intervento chirurgico alla valvola cardiaca, come ansia, depressione, rabbia o dolore, mentre affronti la tua condizione, l'intervento chirurgico e il recupero. Lo stress e le emozioni possono influire sulla funzionalità cardiaca, sulla salute e sul rischio di complicanze e recidive. Lo stress e le emozioni possono anche influenzare le scelte del tuo stile di vita, come fumare, bere, mangiare o dormire.

- **Integratori e terapie alternative:** Questi sono i prodotti e le pratiche che non fanno parte della medicina convenzionale standard ma vengono utilizzati per migliorare la salute e il benessere. Gli integratori e le terapie alternative possono includere vitamine, minerali, erbe, integratori alimentari o medicine complementari e alternative, come l'omeopatia, l'ayurveda, lo yoga, il tai chi, la meditazione, l'agopuntura o il massaggio. Alcune persone con malattie cardiache o dopo un intervento chirurgico alla valvola cardiaca possono utilizzare integratori e terapie alternative per prevenire o gestire i sintomi, ridurre il rischio di complicanze e recidive e migliorare la qualità della vita. Gli integratori e le terapie alternative possono presentare alcuni benefici e rischi, a seconda del tipo, della dose, della qualità e della fonte del prodotto o della pratica, nonché della condizione, dei farmaci e dello stile di vita.

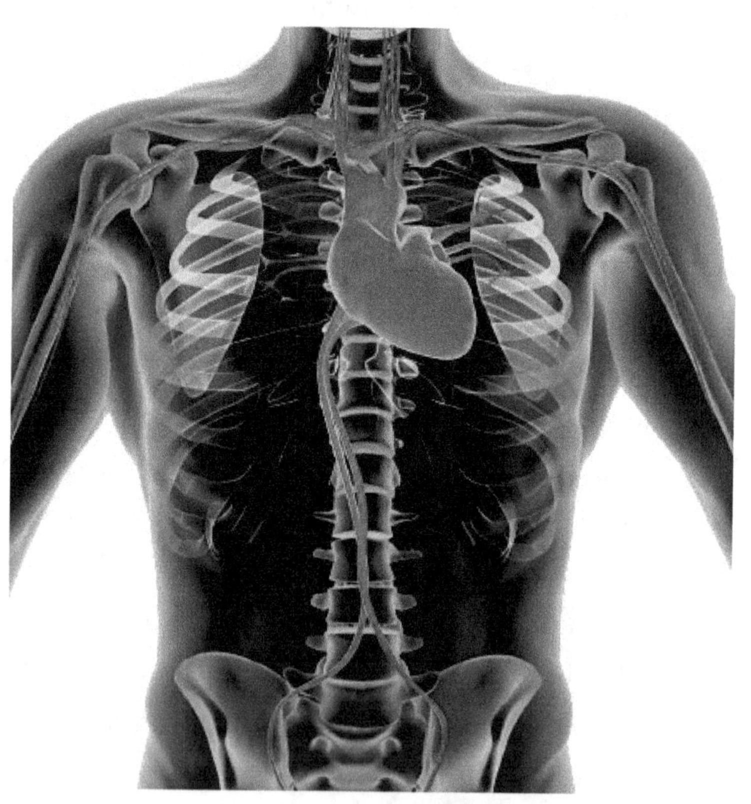

Riferimenti

I riferimenti contengono le fonti di informazione e le prove utilizzate per supportare il contenuto e le affermazioni di questo libro. I riferimenti includono:

1. Associazione americana del cuore. (2020). Recupero e follow-up della chirurgia della valvola cardiaca. Estratto da https://www.heart.org/en/health-topics/heart-valve-problems-and-disease/recovery-and-healthy-living-goals-for-heart-valve-patients/heart-valve- intervento chirurgico, recupero e follow-up

2. Clinica Mayo. (2019). Chirurgia della valvola cardiaca. Estratto da https://www.mayoclinic.org/tests-procedures/heart-valve-surgery/about/pac-20385276

3. Centri per il controllo e la prevenzione delle malattie. (2020). Cardiopatia. Estratto da https://www.cdc.gov/heartdisease/index.htm

4. Istituto nazionale del cuore, del polmone e del sangue. (2020). Cardiopatia. Estratto da https://www.nhlbi.nih.gov/health-topics/heart-disease

5. Associazione americana del cuore. (2020). Prevenzione e trattamento dell'alta pressione sanguigna. Estratto da https://www.heart.org/en/health-topics/high-blood-pression/changes-you-can-make-to-manage-high-blood-pression

6. Associazione americana del cuore. (2020). Nozioni di base sulla nutrizione. Estratto da https://www.heart.org/en/healthy-living/healthy-eating/eat-smart/nutrition-basics

7. Associazione americana del cuore. (2020). Stress e salute del cuore. Estratto da https://www.heart.org/en/healthy-living/healthy-lifestyle/stress-management/stress-and-heart-health

8. Clinica Mayo. (2019). Medicina alternativa. Estratto da https://www.mayoclinic.org/healthy-lifestyle/consumer-health/in-approfondimento/alternative-medicine/art-20046087